U0273835

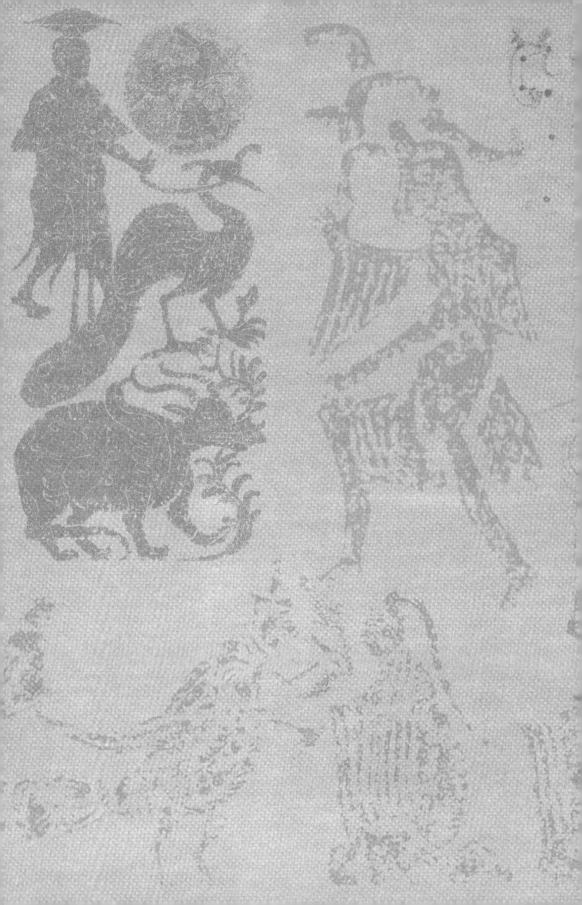

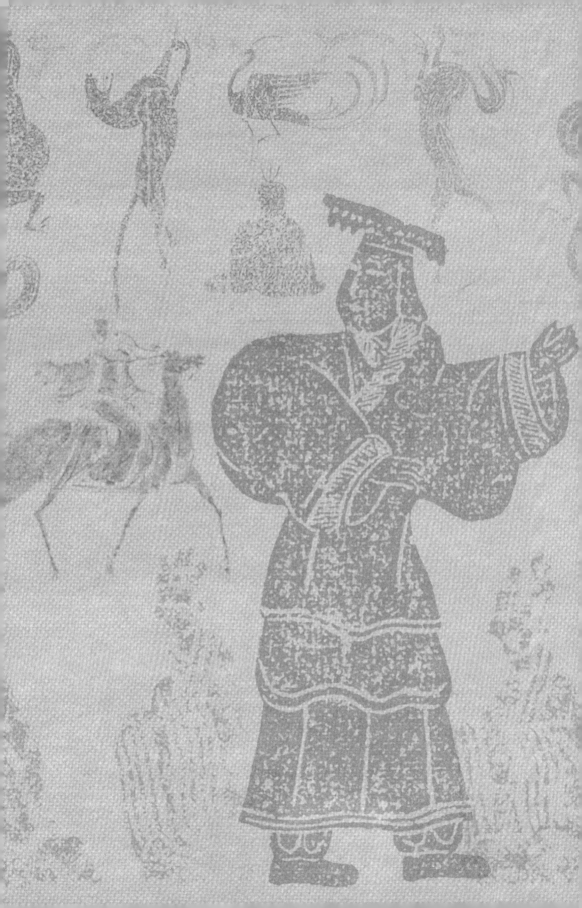

中国古医籍整理丛书

本草正义

清·张德裕　辑

程守祯　刘　娟　校注

中国中医药出版社

·北　京·

图书在版编目（CIP）数据

本草正义/（清）张德裕辑；程守祯，刘娟校注. —北京：
中国中医药出版社，2015.1（2023.8重印）
（中国古医籍整理丛书）
ISBN 978 – 7 – 5132 – 2254 – 9

Ⅰ.①本…　Ⅱ.①张…　②程…　③刘…　Ⅲ.①本草 – 中国
Ⅳ.①R281.3

中国版本图书馆 CIP 数据核字（2014）第 313174 号

中国中医药出版社出版

北京经济技术开发区科创十三街 31 号院二区 8 号楼
邮政编码　100176
传真　010 – 64405721
廊坊市祥丰印刷有限公司印刷
各地新华书店经销

开本 710×1000　1/16　印张 7.5　字数 48 千字
2015 年 1 月第 1 版　2023 年 8 月第 4 次印刷
书　号　ISBN 978 – 7 – 5132 – 2254 – 9

定价　35.00 元
网址　www.cptcm.com

服 务 热 线　010 – 64405510
购 书 热 线　010 – 89535836
维 权 打 假　010 – 64405753

微信服务号　zgzyycbs
微商城网址　https://kdt.im/LIdUGr
官 方 微 博　http://e.weibo.com/cptcm
天猫旗舰店网址　https://zgzyycbs.tmall.com

前 言

　　中医药古籍是传承中华优秀文化的重要载体，也是中医学传承数千年的知识宝库，凝聚着中华民族特有的精神价值、思维方法、生命理论和医疗经验，不仅对于传承中医学术具有重要的历史价值，更是现代中医药科技创新和学术进步的源头和根基。保护和利用好中医药古籍，是弘扬中国优秀传统文化、传承中医学术的必由之路，事关中医药事业发展全局。

　　1949 年以来，在政府的大力支持和推动下，开展了系统的中医药古籍整理研究。1958 年，国务院科学规划委员会古籍整理出版规划小组在北京成立，负责指导全国的古籍整理出版工作。1982 年，国务院古籍整理出版规划小组召开全国古籍整理出版规划会议，制定了《古籍整理出版规划（1982—1990）》，卫生部先后下达了两批 200 余种中医古籍整理任务，掀起了中医古籍整理研究的新高潮，对中医文化与学术的弘扬、传承和发展，发挥了极其重要的作用，产生了不可估量的深远影响。

　　2007 年《国务院办公厅关于进一步加强古籍保护工作的意见》明确提出进一步加强古籍整理、出版和研究利用，以及

"保护为主、抢救第一、合理利用、加强管理"的方针。2009年《国务院关于扶持和促进中医药事业发展的若干意见》指出，要"开展中医药古籍普查登记，建立综合信息数据库和珍贵古籍名录，加强整理、出版、研究和利用"。《中医药创新发展规划纲要（2006—2020）》强调继承与创新并重，推动中医药传承与创新发展。

2003～2010年，国家财政多次立项支持中国中医科学院开展针对性中医药古籍抢救保护工作，在中国中医科学院图书馆设立全国唯一的行业古籍保护中心，影印抢救濒危珍本、孤本中医古籍1640余种；整理发布《中国中医古籍总目》；遴选351种孤本收入《中医古籍孤本大全》影印出版；开展了海外中医古籍目录调研和孤本回归工作，收集了11个国家和2个地区137个图书馆的240余种书目，基本摸清流失海外的中医古籍现状，确定国内失传的中医药古籍共有220种，复制出版海外所藏中医药古籍133种。2010年，国家财政部、国家中医药管理局设立"中医药古籍保护与利用能力建设项目"，资助整理400余种中医药古籍，并着眼于加强中医药古籍保护和研究机构建设，培养中医古籍整理研究的后备人才，全面提高中医药古籍保护与利用能力。

在此，国家中医药管理局成立了中医药古籍保护和利用专家组和项目办公室，专家组负责项目指导、咨询、质量把关，项目办公室负责实施过程的统筹协调。专家组成员对古籍整理研究具有丰富的经验，有的专家从事古籍整理研究长达70余年，深知中医药古籍整理研究的重要性、艰巨性与复杂性，履行职责认真务实。专家组从书目确定、版本选择、点校、注释等各方面，为项目实施提供了强有力的专业指导。老一辈专家的学术水平和智慧，是项目成功的重要保证。项目承担单位山东中医药大学、南京中医药大学、上海中医药大学、福建中医药大学、浙江省中医药研究院、陕西省中医药研究院、河南省中医药研究院、辽宁中医药大学、成都中医药大学及所在省市中医药管理部门精心组织，充分发挥区域间互补协作的优势，并得到承担项目出版工作的中国中医药出版社大力配合，全面推进中医药古籍保护与利用网络体系的构建和人才队伍建设，使一批有志于中医学术传承与古籍整理工作的人才凝聚在一起，研究队伍日益壮大，研究水平不断提高。

本着"抢救、保护、发掘、利用"的理念，该项目重点选择近60年未曾出版的重要古医籍，综合考虑所选古籍的保护价值、学术价值和实用价值。400余种中医药古籍涵盖了医经、基础理论、诊法、伤寒金匮、温病、本草、方书、内科、外科、女科、儿科、伤科、眼科、咽喉口齿、针灸推拿、养生、医案医话医论、医史、临证综合等门类，跨越唐、宋、金元、明以迄清末。全部古籍均按照项目办公室组织完成的行业标准《中医古籍整理规范》及《中医药古籍整理细则》进行整理校注，绝大多数中医药古籍是第一次校注出版，一批孤本、稿本、抄本更是首次整理面世。对一些重要学术问题的研究成果，则集中收录于各书的"校注说明"或"校注后记"中。

"既出书又出人"是本项目追求的目标。近年来，中医药古籍整理工作形势严峻，老一辈逐渐退出，新一代普遍存在整理研究古籍的经验不足、专业思想不坚定等问题，使中医古籍整理面临人才流失严重、青黄不接的局面。通过本项目实施，搭建平台，完善机制，培养队伍，提升能力，经过近5年的建设，锻炼了一批优秀人才，老中青三代齐聚一堂，有效地稳定了研究队伍，为中医药古籍整理工作的开展和中医文化与学术的传承提供必备的知识和人才储备。

本项目的实施与《中国古医籍整理丛书》的出版，对于加强中医药古籍文献研究队伍建设、建立古籍研究平台，提高古籍整理水平均具有积极的推动作用，对弘扬我国优秀传统文化，推进中医药继承创新，进一步发挥中医药服务民众的养生保健与防病治病作用将产生深远影响。

第九届、第十届全国人大常委会副委员长许嘉璐先生，国家卫生计生委副主任、国家中医药管理局局长、中华中医药学会会长王国强先生，我国著名医史文献专家、中国中医科学院马继兴先生在百忙之中为丛书作序，我们深表敬意和感谢。

由于参与校注整理工作的人员较多，水平不一，诸多方面尚未臻完善，希望专家、读者不吝赐教。

国家中医药管理局中医药古籍保护与利用能力建设项目办公室
二〇一四年十二月

许 序

"中医"之名立，迄今不逾百年，所以冠以"中"字者，以别于"洋"与"西"也。慎思之，明辨之，斯名之出，无奈耳，或亦时人不甘泯没而特标其犹在之举也。

前此，祖传医术（今世方称为"学"）绵延数千载，救民无数；华夏屡遭时疫，皆仰之以度困厄。中华民族之未如印第安遭染殖民者所携疾病而族灭者，中医之功也。

医兴则国兴，国强则医强。百年运衰，岂但国土肢解，五千年文明亦不得全，非遭泯灭，即蒙冤扭曲。西方医学以其捷便速效，始则为传教之利器，继则以"科学"之冕畅行于中华。中医虽为内外所夹击，斥之为蒙昧，为伪医，然四亿同胞衣食不保，得获西医之益者甚寡，中医犹为人民之所赖。虽然，中国医学日益陵替，乃不可免，势使之然也。呜呼！覆巢之下安有完卵？

嗣后，国家新生，中医旋即得以重振，与西医并举，探寻结合之路。今也，中华诸多文化，自民俗、礼仪、工艺、戏曲、历史、文学，以至伦理、信仰，皆渐复起，中国医学之兴乃属必然。

迄今中医犹为国家医疗系统之辅,城市尤甚。何哉?盖一则西医赖声、光、电技术而于20世纪发展极速,中医则难见其进。二则国人惊羡西医之"立竿见影",遂以为其事事胜于中医。然西医已自觉将入绝境:其若干医法正负效应相若,甚或负远逾于正;研究医理者,渐知人乃一整体,心、身非如中世纪所认定为二对立物,且人体亦非宇宙之中心,仅为其一小单位,与宇宙万象万物息息相关。认识至此,其已向中国医学之理念"靠拢"矣,虽彼未必知中国医学何如也。唯其不知中国医理何如,纯由其实践而有所悟,益以证中国之认识人体不为伪,亦不为玄虚。然国人知此趋向者,几人?

国医欲再现宋明清高峰,成国中主流医学,则一须继承,一须创新。继承则必深研原典,激清汰浊,复吸纳西医及我藏、蒙、维、回、苗、彝诸民族医术之精华;创新之道,在于今之科技,既用其器,亦参照其道,反思己之医理,审问之,笃行之,深化之,普及之,于普及中认知人体及环境古今之异,以建成当代国医理论。欲达于斯境,或需百年欤?予恐西医既已醒悟,若加力吸收中医精粹,促中医西医深度结合,形成21世纪之新医学,届时"制高点"将在何方?国人于此转折之机,能不忧虑而奋力乎?

予所谓深研之原典,非指一二习见之书、千古权威之作;就医界整体言之,所传所承自应为医籍之全部。盖后世名医所著,乃其秉诸前人所述,总结终生行医用药经验所得,自当已成今世、后世之要籍。

盛世修典,信然。盖典籍得修,方可言传言承。虽前此50余载已启医籍整理、出版之役,惜旋即中辍。阅20载再兴整理、出版之潮,世所罕见之要籍千余部陆续问世,洋洋大观。

今复有"中医药古籍保护与利用能力建设"之工程，集九省市专家，历经五载，董理出版自唐迄清医籍，都400余种，凡中医之基础医理、伤寒、温病及各科诊治、医案医话、推拿本草，俱涵盖之。

噫！璐既知此，能不胜其悦乎？汇集刻印医籍，自古有之，然孰与今世之盛且精也！自今而后，中国医家及患者，得览斯典，当于前人益敬而畏之矣。中华民族之屡经灾难而益蕃，乃至未来之永续，端赖之也，自今以往岂可不后出转精乎？典籍既蜂出矣，余则有望于来者。

谨序。

第九届、十届全国人大常委会副委员长

许嘉璐

二〇一四年冬

王 序

中医学是中华民族在长期生产生活实践中，在与疾病作斗争中逐步形成并不断丰富发展的医学科学，是中国古代科学的瑰宝，为中华民族的繁衍昌盛作出了巨大贡献，对世界文明进步产生了积极影响。时至今日，中医学作为我国医学的特色和重要医药卫生资源，与西医学相互补充、相互促进、协调发展，共同担负着维护和促进人民健康的任务，已成为我国医药卫生事业的重要特征和显著优势。

中医药古籍在存世的中华古籍中占有相当重要的比重，不仅是中医学术传承数千年最为重要的知识载体，也是中医为中华民族繁衍昌盛发挥重要作用的历史见证。中医药典籍不仅承载着中医的学术经验，而且蕴含着中华民族优秀的思想文化，凝聚着中华民族的聪明智慧，是祖先留给我们的宝贵物质财富和精神财富。加强对中医药古籍的保护与利用，既是中医学发展的需要，也是传承中华文化的迫切要求，更是历史赋予我们的责任。

2010 年，国家中医药管理局启动了中医药古籍保护与利用能力建设项目。这既是传承中医药的重要工程，也是弘扬优秀民族文化的重要举措，不仅能够全面推进中医药的有效继承和创新发展，为维护人民健康做出贡献，也能够彰显中华民族的璀璨文化，为实现中华民族伟大复兴的中国梦作出贡献。

相信这项工作一定能造福当今，嘉惠后世，福泽绵长。

国家卫生与计划生育委员会副主任

国家中医药管理局局长

中华中医药学会会长

王国強

二〇一四年十二月

马 序

新中国成立以来，党和国家高度重视中医药事业发展，重视古籍的保护、整理和研究工作。自1958年始，国务院先后成立了三届古籍整理出版规划小组，分别由齐燕铭、李一氓、匡亚明担任组长，主持制订了《整理和出版古籍十年规划(1962—1972)》《古籍整理出版规划（1982—1990)》《中国古籍整理出版十年规划和"八五"计划（1991—2000)》等，而第三次规划中医药古籍整理即纳入其中。1982年9月，卫生部下发《1982—1990年中医古籍整理出版规划》，1983年1月，保证了中医古籍整理出版办公室正式成立，中医古籍整理出版规划的实施。2002年2月，《国家古籍整理出版"十五"(2001—2005)重点规划》经新闻出版署和全国古籍整理出版规划领导小组批准，颁布实施。其后，又陆续制定了国家古籍整理出版"十一五"和"十二五"重点规划。国家财政多次立项支持中国中医科学院开展针对性中医药古籍抢救保护工作，文化部在中国中医科学院图书馆专门设立全国唯一的行业古籍保护中心，国家先后投入中医药古籍保护专项经费超过3000万元，影印抢救濒危珍、善、孤本中医古籍 1640 余种，开展了海外中医古籍目录调研和孤本回归工作。2010 年，国家财政部、国家中医药管理局安排国家公共卫生专项资金，设立了"中医药古籍保护与利用能力建设项目"，这是继 1982～1986 年第一批、第二批重要中医药古籍整理之后的又一次大规模古籍整理工程，重点整理新中国成立后未曾出版的重要古籍，目标是形成并普及规范的通行本、传世本。

为保证项目的顺利实施，项目组特别成立了专家组，承担咨询和技术指导，以及古籍出版之前的审定工作。专家组中的许多成员虽逾古稀之年，但老骥伏枥，孜孜不倦，不仅对项目进行宏观指导和质量把关，更重要的是通过古籍整理，以老带新，言传身教，培养一批中医药古籍整理研究的后备人才，促进了中医药古籍保护和研究机构建设，全面提升了我国中医药古籍保护与利用能力。

作为项目组顾问之一，我深感中医药古籍保护、抢救与整理工作的重要性和紧迫性，也深知传承中医药古籍整理经验任重而道远。令人欣慰的是，在项目实施过程中，我看到了老中青三代的紧密衔接，看到了大家的坚持和努力，看到了年轻一代的成长。相信中医药古籍整理工作的将来会越来越好，中医药学的发展会越来越好。

欣喜之余，以是为序。

中国中医科学院研究员

马继兴

二〇一四年十二月

校注说明

　　《本草正义》为清代医者张德裕所辑。张德裕，字钜标，号术仙，又号目达子，清道光年间鄞县人。《本草正义·凡例》载：作者曾刊行《目达补遗》初、续两编，又写了《甘药论》1篇，但未流行于世，现仅存道光八年（1828年）刻印成书的《本草正义》2卷。

　　简明扼要是此书的主要特点。作者熟读本草之书，认为本草书的弊端是"种数颇繁，说不臻一"，"观者往往朱紫混淆，眉目不清"，其原因为这些书"备详品用，概言功能，而孰宜孰忌，专主兼及，未有分晰"，因此他要"删其丛冗，究其专一"，每药不言其品色形貌与产地，直述性味功能，兼及炮制与宜忌，易懂易记。

　　方便实用是作者的追求。此书在体例上别出心裁，"不以物品分门，而以攻补归列，比类而陈，易于观晓"。为便实用，此书在药物分类上未能划一，而是主要采用了"以攻补归列"和"取寒热性同"两种分类法，将所收录的361种药物分为甘温类（47种）、甘凉类（25种）、发散类（22种）、气品类（33种）、血品类（19种）、苦凉类（52种）、苦温类（34种）、苦寒类（43种）、辛热类（15种）、毒攻类（15种）、固涩类（11种）、杂列类（45种），共12大类，由分类即可直窥药物的功用。作者谓"不切要用者，概从删去"，故其所著录的都是切于要用的常见之品，为大多数学习者所熟知，学习起来颇便掌握。

　　此书刊印不多，据统计，原书仅有3处藏本，分别收藏在中国中医科学院图书馆（简称中研院藏本）、辽宁中医药大学图书馆（简称辽宁藏本）和宁波市图书馆（简称宁波藏本）。另外，1999 年华夏出版社出版了以中研院本为底本的影印本《本草正义》，收在《中国本草全书》中。3 处藏本均没有封面，而且也没有出版、刻印者的信息，但此书作者自序的最后有"道光八年岁次戊子仲春穀旦"的字样，故知这 3 处的藏本都是清道光八年刻本。比对 3 处藏本的版式也都相同，均为四周双边，上黑鱼尾，白口，板框 19.8cm×14.2cm，半页 9 行，每行 20 字，版心仅刻有书名和页码。文字刻印的字体笔势也均相同，因此这 3 处藏本应属于同一版本。所不同的是中研院藏本和辽宁藏本有扉页，上书"本草正义，道光戊子仲春，四明张德裕辑"，宁波藏本没有扉页，而且在"苦凉类"的"牛蒡子"条下多出"一名恶实" 4 个小字。初步疑为宁波藏本与其他两藏本非同次印刷所致。由于 3 处藏本均有虫蛀，相比之下，中研院本蠹蚀较轻，字迹较清晰，而且有扉页，故本校注以此为底本，底本字迹不清楚或者蠹蚀之处，拿其他两处藏本比对补出。作为本草书，此书内容与《名医别录》《本草纲目》等多有重合之处，故以《名医别录》《本草纲目》等作为他校本。

本书校注采取了以下校勘原则和体例：

1. 采用现代标点对原书进行句读，并将原书繁体字竖排改为规范简体字横排。

2. 原书卷前有"四明目达子张德裕钜林甫辑"，今删。

3. 原书药名刻写的不规范用字，一律径改为规范药名用字，不出校。如：梹榔改作槟榔、毕澄茄改作荜澄茄、山查改作山楂、白薢皮改作白鲜皮、青箱子改作青葙子、绿荳改作绿豆等等。

4. 原书中作"烧制"之义的"煅"字皆误刻为"煆"字，

径改不出校。

5. 原书中出现的异体字、俗体字、古字，径改，不出校。通假字，出校说明。

6. 原书中因避讳康熙皇帝之名"玄烨"而缺有右下点的"玄""眩""弦""痃"，一律径改回原字，不出校。

7. 原书正文药名后有小字而目录没有的，据正文补出，不出校；原书目录药名后有小字而正文没有的，据目录补出，出校说明。

8. 原书目录与正文药名不一致者，属目录有误者，据正文改目录，不出校；属正文有误者，据目录改正文，出校说明。

9. 凡原书中的冷僻字皆用汉语拼音和直音两种方法注音；难懂的典故、生僻的用词、不常见的药名及病症名都予以注释。

自　序

　　本草为载药之书，古人以草木金石禽兽虫鱼别类分门，编述治疗，种数颇繁，说不臻一。观者往往朱紫混淆，眉目不清。盖由备详品用，概言功能，而孰宜孰忌，专主兼及，未有分晰，且竟有彼云热而此云寒者，互异悬殊，适从更于何据？兹余删其丛冗①，究其专一，不以物品分门，而以攻补归列，比类而陈，易于观晓。其有不类者，取寒热性同，亦总为差次②。夫本草乃医学首务，纤毫不可纰谬，故必采其精，摘其要，虽录取无多，亦简明之必当备也。或可为后学寻③览之一助云尔。

道光八年岁次戊子仲春谷旦④

鄞邑张德裕钜标甫又号术仙序

---

①　丛冗：繁杂。
②　差次：分别等级次序。
③　寻：探究。
④　谷旦：良晨。旧时常用为吉日的代称。

凡 例

前刊《目达补遗》初、续二编，辞义鄙俚，贻笑大方，兹复删采损益，分列药品性用，妄付剞劂①，自揣不敢，乃好生苦衷，不遑他顾。

本草诸书所载药性寒温，每有舛错；功用概言，未免混蒙。故揭要除繁，以便参考。

药先明气味，有气重味轻，味重气轻，气味俱厚，气味俱薄，纯气纯味，升降浮沉，刚柔动静。

黄芪甘草古用蜜炙，近世多用清炒，以讹传讹，是未明其义也。载《补遗甘药论》。

用药有体用之分，诊脉有体象之别，俱详补遗条中。

不切要用者概从删去。

---

① 剞劂（jījué 基决）：本为刻镂的刀具，此指雕板，刻印。

目 录

卷　下

卷　上

甘　温　类

人参

甘，温，气味纯正，大补元气，能回于无何有之乡①。凡病涉虚而致者，无往不利，不必冗而备述其功。

黄芪

味甘，生凉炙温，气味俱轻，功专补气。生可托痈疽，炙能扶虚损。乃偏于气分而性浮，若阴虚气浮及中满气滞，凡病虚而升多降少者皆宜酌用。芪之功力在于蜜炙，用清炒、盐炒者非。

白术

甘，苦，微辛，温燥，气味俱厚，能益气温中，补阳生血，为脾胃虚寒要药。若阴虚，上焦燥热及气实而滞者忌之。夏术苦劣，冬术甘柔，功用不同。

甘草

味甘，得土之正，生凉炙温，善解毒，有调补之功。助参、芪以益气，助杞、地以补精，随药佐使，无乎不

---

① 无何有之乡：指空无所有的地方，典出《庄子·逍遥游》。此处比喻没有任何疾病的状况。

可，故有"国老"之称。用降用消，中满气滞酌之。

熟地黄

甘，平，味厚，阴静药也。大能补血滋肾，填精益髓。凡脏腑阴虚皆赖之，但柔静而润，若补，宜刚动而燥者勿用。

生地黄

甘，苦，凉，味厚，阴也。鲜者更凉，用其凉血、补血。凡血热而吐衄，血热而骨蒸，血热而经枯，热痢而下血皆宜用。脾胃寒大忌之。

当归

甘，辛，温香，味重于气，阴中有阳。功专补血，又能行血，补而动，行而补，血中气药。辛温香动，若阴虚有火及补阴宜静者忌之。性润，亦能滑大便。

川芎

微甘，辛温，升而散走，气中血药。芎、归俱入血分，而芎之散动甚于归，故能散风寒，除头痛，破瘀通经。升走善散，鲜有补益。凡火升及阴虚不宜动散者皆忌。

芍药 _{附赤芍}

苦，微甘而略酸，味重气薄。白补赤泻，生凉熟平，入血分，补血热之虚，泻肝火之实，止血虚腹痛，退血虚发热，安胎热不宁。赤惟破血通经，脾寒少施。

枸杞

甘，温，味重，阴中有阳。补精益髓，壮骨强筋，扶虚劳，助熟地。以其性温，亦能助阳。凡阴虚脐腹有隐疼者最宜。

山茱萸①

酸，温，收敛，入肝肾。固阴补精，益髓兴阳，止带浊，节小便。酸补之品，脾虚酌用。盖酸为木味，恐其侮土也。

山药

微甘，微涩，而性平淡。能健脾补虚，涩精固肾。力薄不堪专任，补脾肺仗参、术，补肝肾赖地、萸，但可为佐。

杜仲

微甘，辛温，气味俱薄，入肾。能壮肾益精，止腰疼、足痛，固胎元，暖子宫，梦遗小便。姜汁炒更温，盐水炒次之。用须炒尽丝。

菟丝子

甘，微辛，温，固，入肝脾肾。补髓添精，助阳固泄，止梦遗、带浊，安寤寐，除鬼交，缩小便，厚肠胃。

---

① 山茱萸：原作"山萸"，据目录补"茱"字。

巴戟肉

甘，温，阴中有阳，入肾。益阴气，兴阳道，治腰膝酸疼，小腹隐痛，乃补阴助阳之品。

肉苁蓉

甘，咸，气温味重而降。助相火，补精兴阳，妇人血虚不孕，性滑善动，大便虚而闭结者宜之。

何首乌

甘，涩，微苦，性颇温，肝肾药，白入气，亦入血。能养血益气，断疟安痢，活血治风，强筋骨，乌须发。生可疗痈疽、瘰疬、风湿、恶疮。制用米泔浸透，蒸之极熟，黑豆汁浸亦佳。

酸枣仁

甘，平，性收敛。入心，多眠生用，不眠炒用。宁心止汗，补血安神，收敛魂魄，炒香亦能舒脾，敛在性不在味。酸之名者，以其外之肉酸，故曰酸枣。

远志

苦，辛而升，气温，入心肾。能镇心止惊，辟邪安梦。同人参、甘草、枣仁可举陷摄精，交接心肾乃气升。而散神、气上虚可用，痰火上盛勿宜。

金樱子

甘，涩，微酸，性平。涩可治脱，甘能补中，治梦遗、精滑、崩淋、带浊，止血，生津，安魂，敛汗，补精髓，益气血，乃固阴养阴之药。

五味子

皮甘，肉酸，核辛带苦，俱兼咸味，性平，入肺肾。有南北二种，南散风邪咳嗽，北疗虚损耗伤。查仲景小青龙汤，五味必南种也，今惟北种入药，味虽兼备，酸为之甚，故能生津、解渴、止泻、除烦、疗耗散，之肺滋不足，之肾收敛虚火。核性辛热，捣碎能补元阳、助相火。外邪未清及治不宜敛者皆忌之。

仙茅

微甘，辛，温，阳也。能补益精血、壮骨强筋、开胃消食，尤助房事，阳虚精寒者最宜，阴虚有火者勿用。

淫羊藿

甘，辛，性温，肾胃三焦命门药。治阳衰、阳痿，暖下部一切冷风、劳风、筋骨拘挛。益精强志，坚骨补腰，添助子嗣，善兴阳道。用须羊油拌炒制过。

黄精—名救穷草①

甘，温。补中益气，安五脏，益脾胃，润心肺，耐寒暑，下三虫，久服延年，发白更乌。

《博物志》曰：太阳之草名黄精，服之长生；太阴之

① 一名救穷草：原无此五字，据目录补。

草名钩吻，食之立死。

白扁豆

甘，平。炒温能补脾胃、气虚，止呕吐、霍乱、泄泻，解暑和中，乃轻缓之品。

芡实

甘，平，炒温入脾肾。健脾补肾，养阴固精，止遗，泄带浊，功缓无捷效。

莲子肉

微甘，平，淡。皮涩，心苦，用去心、皮。补脾胃，固精气。炒熟用良。

米仁<small>一名薏苡仁</small>

甘淡，微凉，炒平性降。能去湿利关，除脚气痿弱、拘挛、湿痹、肺热、咳嗽、唾脓。性薄力微，佐用宜倍。

糯米

甘，温。补脾益气，助痘发浆，能制毒不使内攻，固大肠，止泻痢。惟质黏滞，恐碍化气，脾弱酌之。

龟板

甘，咸，微寒。治痰疟，破癥坚，消五痔。

下甲能补阴血，清阴火，退劳热。气味腥膻而寒，胃虚忌用。

龟胶

甘，咸，味厚性寒，纯阴。退孤阳，除劳热、阴火上炎、吐血、衄血、肺热咳喘、烦扰惊悸，为滋阴清火要药。善消阳气，若火虚假热及脾胃寒皆忌。

鳖甲

咸，平，肝脾肾血分药。消癥瘕积聚，除温疟，退骨节间血虚劳热，亦能消疮肿，通经水。用须活鳖去肉，醋煮炙。若熟食之，露骨者不堪用。

鳖甲胶

煎、酿。味重，其退血虚劳热之功倍于鳖甲。

虎骨

微辛，气平。辟百邪恶气，杀鬼精，止惊悸，壮筋骨，治肢体毒风、拘挛、走注①、疼痛。

鹿角

甘，咸，气温性窜。走经络，益阴气，疏通营卫，故能消乳痈。阴中有阳，行中有补。龟阴在甲，鹿阳在角。煅，霜用，固摄精带。

虎骨胶

性同虎骨，乃味厚力重，其壮筋骨、祛毒风之功

---

① 走注：行痹的别称，俗称鬼箭风。《太平圣惠方》卷二十一："夫风走注者，是风毒之气游于皮肤骨髓，往来疼痛无常处是也。此由体虚受风邪之气，风邪乘虚所致，故无定止，是谓走注也。"

胜倍。

鹿角胶

甘，咸，气温。大补虚羸，益气血，填精髓，壮筋骨，长肌肉，悦颜色，延年益寿，疗吐血、尿血、带浊、崩淋、血虚无子。善助阴中之阳，为补阴要药。凡胶味重，胃虚酌之。

鹿茸

甘，咸，气温。破开涂酥，炙黄脆入药。益元气，填真阴，扶衰羸，助精血，强骨固齿，聪耳添神。腰肾虚冷，足膝无力，嫩肥如紫茄者佳。较鹿角胶补益倍倍，故曰：惟有斑龙顶上珠，能补玉堂关下阙①。气腥，胃虚酌之。

阿胶

甘，温，气味颇厚，入肺肝肾。能扶劳益中，化痰清肺，治肺痿、肺痈、咳吐脓血，止嗽定喘。又能养血，故可止吐血、衄血，亦能安胎固漏。松脆气清者佳，坚硬臭劣者不堪。宜蛤粉炒珠用。

紫河车——名混沌皮

甘，咸，气温。补一切精血虚损，尤治癫痫失志。

①　惟有斑龙顶上珠，能补玉堂关下阙：此为《本草纲目·鹿茸·发明》引《澹寮方》中句，斑龙是鹿的别名，斑龙珠即是鹿茸；玉堂关下阙，又作玉堂关下穴，指玉堂、关元等保健经穴。

血余

微苦，涩温。善止一切诸血，能补肺壮肾，培形体，强筋骨，托痈痘，温气海，为精气中要药。若龟鹿胶、紫河车阴凝重著者相去远矣。

龙眼肉

甘，平，柔而不腻。善补五脏，益气养营，添精定魄，助胃安脾。若脾胃宜阳刚而补，及有寒湿者酌用。

元枣一名蘦枣

甘，平，脾之果也。善治消饥，益五脏，补虚损，和阴阳，调营卫，生津液。胃寒佐姜，调补脾胃尤佳。

胡桃肉

肉甘，皮涩，性平而润。能益气养血，润五脏，美颜色，治咳嗽，化燥痰，止腰痛，为补阴润品。同破故纸为丸，温命门，固下元。

白茯苓

甘，淡，气平，性降而渗。有赤白之分，总为渗利之药。通窍去湿，逐水燥脾，故亦能补中健脾，祛惊痫，厚肠胃，治痰之本，助药之降，鲜有补益。

茯神附根而生，入心经，亦渗利之品，与茯苓同。《本草》有白补赤泻之说，恐亦无甚相远也。

覆盆子

甘，温。补肾助阳，益阴，缩小便，续筋骨，明耳目。

楮实子

甘，平。益阴气，明耳目，壮筋骨，助阳道，补虚劳，健腰膝。

甘 凉 类

北沙参 一名铃儿①

苦，甘，凉。能益五脏阴气，清肺凉肝，滋养血脉，治肺热咳嗽、阴虚热躁。性缓力微，无有奇效。

麦冬

甘，苦，微寒。能清润肺气，止咳嗽，解渴烦，生津液，益阴气，治肺痿肺痈。去心用，恐其增烦，便溏、中寒忌之。

天冬

微甘，苦，寒，入肺肾。润血热、燥结，疗虚损、火炽，清热润肺，止嗽消痰。假热无火及脾肾寒而溏泄者皆大忌。

牛膝

甘，苦，微凉，性降，善走十二经。治手足血热、痿痹、血燥、拘挛、大肠燥结、小便秘涩，腰膝酸疼，益气

---

① 一名铃儿：原无此四字，据目录补。

补精，凉血活血。以其下行如奔，故亦能通经、去瘀、堕胎，引药下趋。脏寒、便滑、下虚不固皆忌用。

川续断

苦，涩，微凉，入血分。止吐血、衄血、崩淋、胎漏、遗精、带浊，皆须以甘补药助之。亦能消肿毒、乳痈，续损伤筋骨。功鲜补益。

知母

甘，苦而寒，入心肺肝肾。上清心肺之热，止渴除烦；下清肝肾之热，滋阴退火。苦中带甘，较黄柏有滋补之功，故亦能退骨蒸内热。性寒败阳，无火忌用。

元参

甘，苦，寒，入肾走肺。退无根浮游之火，清颈项咽喉痹毒，解烦渴，止喉疼，亦能补肾滋阴，功专清火凉肺。

丹参

甘，苦涩，凉。能养血、活血，生新血，行宿血，安生胎，堕死胎，调经脉，乃心脾肝肾血分药。亦能养血益气，疗目赤、丹毒、恶疮。

丹皮

苦，辛，微凉。赤者行性多，白者行性缓。入肾、心包，退无汗骨蒸，散瘀血，和血，凉血，生血。善行血滞，疗惊搐、风痫，亦能安神志。用取其凉血，行滞之不峻。

茅根 即白茅①

甘，凉，纯美。善理血病，凡吐血、衄血、血瘀、血闭、经水不通均为良药。茅有数种，处处有之，惟白为胜。春生芽，布地如针，故又名茅针。

女贞子

苦，凉。能养阴气，平阴火，解烦热骨蒸，止虚汗消渴，清肝火，明目止泪。

玉竹 一名葳蕤

甘，凉而黏。能除烦热，止消渴，润心肺，益阴气，余无他长。

柏子仁

甘而微凉。能润五脏之燥，益阴气，美颜色，润大肠，利虚秘。气味清香，性多滑利，非培补根本之药。

麻子仁 一名大麻仁

甘，平，性滑。润心肺，滋五脏，利大肠风热燥结。凡病多燥涩者宜之，若下元不固，溏滑、多带浊者忌之。

绿豆

甘，凉。清火解毒，止渴消烦，治吐血、尿血、湿热

---

① 即白茅：原无此三字，据目录补。

泻痢、丹毒、风疹，亦能补阴益气，尤解砒霜大毒。

梨头①

甘，寒。善滋阴，制火解渴，除烦、伤寒邪热铄阴、阴虚火炽，亦疗温疟，尤能清肺降火，解疮毒、酒毒。假热勿用。

西瓜

甘，寒。大能滋阴清火，解暑热，止消渴，疗喉痹，治阴虚有火之伤寒，故有白虎之号，功力较倍于梨头。虚寒勿用。

甘蔗

甘，平。益阴气，除心膈烦热，止渴，解酒毒。和姜汁疗呕哕反胃，亦能宽中润肠。

沙糖

蔗汁熬成，甘，平。解酒毒，润心肺，缓脾益中，多食损齿、生虫。脾滞者少食。

饴糖

甘，平。能润肺消痰，止嗽益中，补土，亦能止吐血。

---

① 梨头：小梨。陆游《东村》诗之二："舍后携篮挑菜甲，门前唤担买梨头。"自注："村人谓小梨为梨头。"

荷藕

甘，凉，而中空，带丝而联络，入肺，通营。止吐血、衄血，清心肺，滋阴气，解酒毒。

荷叶香凉，能清舒脾胃之气。

橄榄 一名青果

微甘，酸涩，性平。能清咽，生津止渴，解鱼毒，治一切鱼骨鲠喉，亦疗喉痹。和白矾食可除癫痫。核，磨汁服，消诸鱼骨鲠；烧灰服，可除肠风、下血，敷冻疮。

银杏 一名白果

甘，平。益气，定喘嗽，缩小便，止带浊。生食降痰、消毒、杀虫，涂面可去皯皰①、黯点及癣疥，疳𧏾，多食令人发胀。

荸荠 一名乌芋

甘，凉。除烦热，清喉痹、湿热、黄疸。作粉入冰片可点风热赤眼，能毁铜消铜，熟食亦能厚肠胃。

栗子

甘，平。益气，厚肠胃，补肾气，活血，耐饥。生捣敷可拔刺及瘰疬、肿毒。栗乃肾果，性滞，多食伤脾。

---

① 皯皰（zhā pào 渣疱）：面疮。

发　散　类

麻黄

苦，辛而温，轻升而扬。大散风邪寒毒、一切伤寒瘟疫、疟疾、山岚、瘴气。凡足三阳经表实之证，皆所必用。若阴邪深入足少阴、厥阴、筋骨之间，非麻黄、官桂不能达。惟是用散之法，妙在佐使，气虚兼补气，可得卫中之汗；血虚兼补血，可得营中之汗。兼温以助阳，可逐阴寒之邪；兼凉以助阴，可解阳热之邪。运用无方，在于人耳，举散为例，余可类推。

桂枝

辛，甘而热，气轻而扬。散寒邪，调营卫，治伤寒、伤风、疟疾，发邪汗，助阳又能止阴汗，为扶阳调营发表之药。枝之细者为桂枝，粗者为桂木，盖其轻扬之性在枝，用木者远其散之义也。

附：麻黄根

麻黄发汗，其根止汗，根茎之反，造化之奇。然止汗必赖甘敛为助，相赞成功。同牡蛎、米粉、蕉扇等分为末，可扑止盗汗。

羌活

苦，辛，温，入三阳经，太阳为最。散肌表之寒邪，利周身项脊之疼痛，用其走经去湿，而散性非柔懦，虚者酌之，或佐以补。

附：独活

苦，香，微凉。善行滞气，入肾、膀胱。专理下焦风湿、两足痛痹、湿痒、拘挛，非发表之品。

防风

甘，辛，微温，气平。散邪，入脾、胃、膀胱，随诸药各经皆至。散风邪，疗风眼，亦能去湿，除湿疮，止肠风、下血，此为风药平润之品。

苍术

苦，辛，微甘，温燥，气味俱厚，阳也。发汗逐湿，除心腹胀疼，辟山岚瘴秽，调胃宽中、寒湿泻痢、诸湿疮疡，用其温经、燥湿、散邪。若内热、阴虚及表疏、多汗皆大忌。出茅山者味多甘，质坚小为良。

荆芥

苦，辛，香温，气厚。用其辛散，调血，解肌，发表，清头目，利咽喉，行瘀滞，辟诸邪毒风，止下血、下痢、产后中风、强直①。宜研末，酒调服，亦治鼠瘘、瘰疬、疮疥。

白芷

辛，温，气香，阳也。散阳明风寒之邪，疗头痛、头

---

① 强直：僵硬不能随意转动屈伸。

风、目痛、目痒、肺经风寒、皮肤斑疹、鼻渊、眉棱骨痛、大肠风秘、肠风尿血。以其辛香达表，又能败毒排脓、止痒定痛。

细辛

大辛，大温，气味俱厚，阳也。用其温散阴经寒邪，除阴经头痛，疗寒痹风痫，开关通窍。辛甚不可过服，阴经尚然，阳经可知。

藁本

辛，温，气味俱薄，阳也。疗恶风鬼疰、太阳顶颠头痛、大寒犯脑、痛连齿颊、风湿滑泻、冷气腰疼。此为足太阳风痫、霜露瘴疫之要药。

辛夷一名春花，一名木笔

辛，温，入肺胃。散风寒，利九窍，除头风脑痛、鼻塞、涕①出。鼻渊、鼻衄、鼻疮俱可为末，入麝香，以葱白汁蘸点。

紫苏附梗、子

辛，温，香窜者佳。利气疏表，解肌发汗，辟口臭，疗霍乱，转筋，利肺，安胎，定喘。

苏梗轻缓，取其利气而不峻，可疗气滞不安之胎。

苏子润而降气，能消痰喘，利气滞，润大肠。

---

① 涕：此字原模糊不清，据《名医别录》补出。

蔓荆子

苦，辛温，入胃、肝、膀胱。散风邪，利九窍，去诸风、头痛，止目睛内痛、湿痹、拘挛，亦杀寸白虫。

柴胡

苦，辛，凉，阳中阴。用其凉散，亦平肝热，入肝、胆、心包，善解往来寒热、伤寒、疟疾、邪热为患、少阳头痛、肝经郁逆、邪入血室。性滑动便，泄泻勿宜。

附：前胡

苦，寒而降。去火痰实热、气逆结滞、胸中痞满、咳呕烦热、风热头痛，清火降气，非发表之药。

桔梗 即荠苨①

苦，辛，微凉，气轻性浮，用其载药上升，故有舟楫之号，入肺、胸膈、上焦，载散药散邪，载凉药清咽疼喉痹，亦能宽胸。欲降勿用。

俗传前胡、桔梗为开提药，谬甚。

升麻

苦，平，升散提气，入肺、大肠、脾、胃。善散阳明经风寒邪热，提元气，举脱泄，佐当归、苁蓉可通大便，痘疮阳虚不起，佐温补药可托发。惟邪在太阳及上实火炎

---

① 即荠苨：原无此三字，据目录补。荠苨实与桔梗有异，桔梗味苦，荠苨味甘，故又有甜桔梗之称。

或水火无根皆忌用。

葛根

甘，凉而散，气味俱轻。微阴达诸阳，阳明为最，解肌发汗。凡解表药多苦辛，而此独甘凉，故能解温热、时行疫疠。热而渴者，以此为君，佐柴、防、甘、桔极妙。但性凉，动呕胃寒勿宜。

薄荷

苦，辛，香凉，气味俱轻，入肺、心包。用其凉散，清六阳会首①一切毒风、伤寒邪热、头痛头风、脑痛。头、目、咽喉、口齿风热新瘥忌用，恐其泄汗亡阳。苏产者佳。

青葱

辛，温，香窜。善散风寒邪气，通关节，开腠理，行滞气，除霍乱、转筋、阳气脱陷、小儿盘肠内钓②，通乳汁，散乳痈、肿毒、疮疽、折损伤血及鹤膝风③，俱可捣敷。

生姜

辛，热，入肺、胃。散风寒，除呕吐，疏肺和胃，止

---

① 六阳会首：头的俗称。手三阳、足三阳六阳脉都集中在头部，故称。

② 盘肠内钓：病名。明王肯堂《幼科证治准绳》："小儿腹痛曲腰，干哭无泪，面青白，唇黑肢冷，为盘肠内钓。"

③ 鹤膝风：病名。以膝关节肿大疼痛，而股胫的肌肉消瘦为特征，形如鹤膝，故名鹤膝风。

嗽消痰，通神明，去秽恶。生用散邪，熟用温中，同枣调营卫。

气 品 类

木香

苦，温而香。行肝脾肺滞气，止心胸腹胁疼痛，和胃调脾，除霍乱吐泻、呃逆上冲，治热痢，佐芩、连固大肠。火煨用。气虚勿宜。

附：青木香 即土木香①

苦，寒，有毒，马兜铃根。能吐能利，不可多服，捣可涂疔肿热毒、蛇毒，亦可敷瘑痒秃疮。

丁香

大辛，温，香，纯阳，入肺、胃、肾。发诸香，辟邪恶，快气温中。善治呃逆反胃、心腹胀疼、胃寒呕吐、痘疮灰白。

沉香

辛，温。能抑阴扶阳，助相火，通天彻地，条达诸气，除霍乱、转筋、噤口、泻痢、呕逆、反胃、心腹胀疼、鬼疰恶气、风湿麻痹。

---

① 即土木香：原无此四字，据目录补。

砂仁

苦，辛，温。和脾行气，消食逐寒，除霍乱，止呕恶，去胀疼，安气滞之胎，调脏寒之泻，快膈宽中，温舒之品。

白豆蔻

辛，温，味薄气厚，入脾肺，别有清芳之爽。解酒毒，消宿食，除膨胀、呕逆、反胃，散胸中一切冷滞，亦快气调中之品。

草豆蔻附草果①

辛，热，入脾胃。破滞行气，治瘴疠寒疟、阴暑吐泻、痰饮积聚，开郁燥湿，利气止痛，亦解酒毒、鱼肉毒。此有二种，出建宁者名草蔻，辛香气和；出滇广者名草果，辛而气烈，大能破滞损元。

藿香

辛，温而甘，气味俱轻。善能快脾利气，开胃宽中，止霍乱、呕吐、暑邪滞闷。香甜不峻，轻和之品。

香附

苦，辛，温，气味俱厚，血中气药，入肝胆。用其行气血之滞，调诸经之气，开六郁，利三焦，消痞满，通经滞、胎前产后气逆诸痛。能解郁，故曰妇人要药。然辛燥

---

① 附草果：原无此三字，据目录补。

而动，若阴虚燥热或多汗失血用之大害；疮疡、瘰疬涉于气滞者皆宜之。

乌药

苦，温，入脾胃肝肾。善行诸气，疗中恶、鬼气蛊毒，止心腹痛，温肠胃，止泻痢，除一切冷气、猫犬百病。

郁金

苦，辛，温。善下气，破恶血积血、气滞腹疼、失心癫狂、产后败血冲心欲死。用韭汁、姜汁、童便随宜研末调服，痔漏肿痛用水调敷，耳内肿痛水调灌入。

姜黄

苦，辛，热。善下气，破血癥、血块，通月经、产后败血攻心、扑损瘀血、腹胁气结胀疼、冷气食积，功与郁金稍同，而此尤猛烈。

白檀香

辛，温。散风热，辟秽恶，消肿毒，逐鬼疰。煎服，散冷气，止痛疼，定霍乱，和胃气，开噎膈，止呕吐，进饮食。磨汁，可涂黑痣。

大腹皮

微辛，微温。除一切逆气、滞气，逐水气浮肿。若胎气恶阻胀闷，宜佐姜盐同用，须酒洗炒者，防其有鸩毒也。

石菖蒲

苦，辛，温。散风湿寒痹，开心气，疗癫痫，行滞气，通九窍，止心腹痛，辟邪，逐鬼、中恶、卒①死。治耳痛可研末炒热绢包窨②之。

威灵仙

苦，辛，温。善逐诸气，行气血，走经络，利腰膝、肢节疼痛，为痛风要药。性利善走，虚者酌用。

厚朴

苦，辛，大温，气味俱厚。用其温中散滞，下气消痰，除寒湿泻痢，逐实邪膨胀、霍乱、转筋、胸疼腹痛，善走散，虚者酌之。

橘皮—名陈皮③

苦，辛，甘温。散气消痰，留白，甘而缓；去白，辛而速。泻脾胃痰滞、肺中滞气，消食开胃，呃逆、胀满、恶心、呕吐，表里咸宜，亦消乳痈。

青皮

苦，辛，平，味厚，入肝、胆、三焦。消坚癖，除胁

---

① 卒：通"猝"，突然。
② 窨（xūn 熏）：音义同"熏"，熏蒸。如"窨茶叶"即把茉莉花等放在茶叶中熏染，使茶叶具有花的香味。
③ 橘皮一名陈皮：原作"陈皮"，据目录改。

痛，解郁疏肝，破气行滞，亦能劫疟，虚者酌之。

槟榔

辛，涩，甘苦，气温味厚。除痰癖，宣壅滞，消宿食，解酒毒，温脾快气、湿邪诸疟、山岚瘴秽，乃和中暖胃、消滞辟邪之品。

艾叶

苦，辛，温。通行十二经，尤为肝脾肾药。善逐寒湿，行血中之气、气中之滞，妇人血气寒滞者最宜。暖腰膝，止吐血，辟风寒、寒湿、一切冷气、心痛腹疼，亦能安胎固漏。若阴虚吐血及忌温燥而动者不可用。

延胡索

苦，温，入肝肾，行滞气，破滞血，血中气药。止痛调经，亦善落胎。性惟破气逐血，有血逆气滞者可用。若血虚或经枯不利及气血虚而作痛者皆大忌。

益智仁

苦，辛，热。调诸气，温肾气，缩小便，止遗精、梦泄、赤白带浊、客寒犯胃、心腹痛疼。行有余而补不足，误服散气伤阴。

荜澄茄

辛，热。治一切冷气、痰癖、霍乱、吐泻、肚腹痛疼、肾气膀胱寒冷，暖脾胃，止呕吐。

大茴香

辛，温，入心肾，暖命门。善逐膀胱寒滞、疝气，止痛调中，兼理寒湿脚气，调馔，逐臭生香。

小茴香

略同大茴，但大茴暖而力厚，此则温而力轻。

荔枝核

甘，温。疗一切疝气、妇人血气、刺痛，与木香等分为末，清汤吞服，可治心胸痛疼。制用火煨熟。

胡芦巴

苦，大温，入命门。治脏寒、冷气、疝瘕、寒湿脚气，暖丹田。

橘核

苦，微凉。理气疏肝，治膀胱小肠诸疝。

川楝子一名金铃子①

苦，寒。泻肝小肠膀胱湿热、诸疝、疼痛，杀三虫，利小便，亦有与巴豆同炒去豆以治疝者。

白芥子

大辛，气温。开滞消痰，治咳嗽喘急、风毒流疰、四肢疼痛，消痰癖、疟痞，除胀满极速，亦能解肌发汗。虚

---

① 一名金铃子：原无此五字，据目录补。

胀、虚喘误服损人。

萝卜子①

大辛，气温，气味俱厚。善于破气消痰，定喘除胀，有推墙倒壁之功。若气实停滞致成鼓胀者，非此不除。气虚犯之，为害不浅。

大蒜头

辛，温，有小毒。善能温中行滞，破气消胀。疗夏秋沙气②、干霍乱③，生食数枚极效；消邪痹鼓胀、腹疼，化面食、鱼肉诸积，捣烂作饼蒜；上加艾，灸痈毒、恶疔甚验。

血 品 类

三棱

苦，平，行血中之气。善破积气，逐瘀血，攻痃癖④癥瘕、积聚结块，通经堕胎。醋炒熟入药，较蓬术稍缓。

蓬术——名莪术

苦，辛，温，有小毒，走肝经，善破气中之血。消瘀

---

① 子：原无，据目录补。

② 沙气：即痧气。

③ 干霍乱：病名。胸腹绞痛，欲吐不得，欲泻不得，舌起干黄苔，渴能饮水，脉沉实有力，为干霍乱，亦名闷霍乱。

④ 痃癖（xuán pǐ 玄匹）：病名。脐腹偏侧或胁肋部时有筋脉攻撑急痛的病症。

血，通月经，除膨胀，凡一切气肿、水肿、血积、食积、气积皆能攻散，或酒或醋炒熟用。其性猛峻，非有坚顽之积，不可轻用。

桃仁

苦，辛，平，入肝、心包。善治血瘀、血闭、血结、血隔、血癥，功惟破血，亦润大肠。若血虚经闭，投之则危。

泽兰

苦，辛，平。善清血、和血，破宿血，理新血、胎前产后诸血不调，亦能止吐血、衄血。为清和去瘀活血之品。

蒲黄

微甘，微寒。善止血、凉血、活血、破瘀血，通月经，消舌肿，止尿血，亦能排脓消毒。欲利生用，欲固炒熟。

五灵脂

苦，辛，平，腥膻，善走，血中气药。大能行血行滞，逐瘀止痛。凡血中气逆，或经水不通，或产后血滞及冷气恶气腹胁刺痛、筋骨痛疼，其效甚捷。行气极速，腥膻难当，善逐有余之滞，大能损元，尤动呕吐，虚者大忌。

三七

甘，温，乃肝胃血分药。善止血散血，凡折扑、金刃、刀箭、杖伤，血出不止，用掺立效，亦能止吐血、衄血。

三七根叶可敷折伤、跌扑出血，亦能消青肿。

苏木

微甘，性温，三阴经血分药。少用和血活血，多用行血破血。产后有血瘀胀闭者急宜服之。

红花

微苦，甘，凉，入血分。少用活血，多用破血。达痘疮血热难出，散斑疹血滞不消，亦能下死胎。

紫草

苦，寒，血分药也。能凉血活血，解毒利便。凡痘疮无论已出未出、血热毒盛或紫或黑、大便秘结者皆宜用。若已出红活、不紫不黑、大便如常不可用，以苦寒，恐败脾也。用茸者取其轻扬之义。

茜草 一名过山龙

苦，甘，凉，血中要药。行滞血，止动血，可用治劳伤、吐衄。但惟凉血、行血、止血，而鲜有补益。若气虚不能摄血及脾寒者皆勿用。

代赭石

甘，凉而降，血分药也。能下气降痰，清火，止吐血、衄血、血中邪热、小儿惊痫、妇人产下胞衣不出、月经不止，可治金疮，生肌长肉。

花蕊石

酸，涩，气平，血分药也。专惟止血，能使血化为水，若金疮出血，刮末敷之则合。及一切损伤出血，若妇人腹有恶血，煅研水飞，制过服之。虚损吐血用之，杀人。

童便

咸，寒，走血。善清诸血妄行、咳血、吐血、衄血等证，退阴火，定喘促，降痰解热，利大小便。凡跌损血瘀腹中、晕绝欲死者，急热服之。但性寒气腥，易能动呕，胃虚酌之。

乳香

苦，辛，温。通血脉，止大肠血痢疼痛、妇人气逆血滞心腹作痛，消痈疽，托里护心，活血止痛。煎膏，止痛长肉。

没药

苦，平。破血散血，消肿止痛，产后血气作痛及金刃、跌堕损伤筋骨、心腹血瘀作痛，俱可研末酒服，有推陈致新之功。

血竭

咸，涩，性平。破瘀血，止痛生肌，疗损伤血瘀疼痛、气血凝滞，可为末酒服。及一切恶疮久不合口，性能引脓，不宜多用。

干漆

辛，温，有毒。削坚结之积聚，破凝聚之瘀血，续筋骨，疗绝伤。炒熟入药，不然损人肠胃。外中其毒生疮者，杉木、紫苏、蟹汤俱可洗解。

苦 凉 类

甘菊花

黄者甘凉，能养血散风，去头目风热、眩晕头痛、目中翳膜、疮疹游风。其味苦者更凉，解血中郁热、眼目肿痛。

菊之根叶，辛凉而香，可消痈毒，止疼痛。

野菊花

苦，辛，凉。大能散火、散气，消痈毒疗肿、眼目热痛，破瘀血，其根叶茎花俱可用。

孙氏治痈疽用根叶茎花捣烂酒煎，热服取汗，渣敷患处甚良。

密蒙花

甘，凉，入肝。润肝燥，疗青盲，理目疾，退障翳，小儿痘疮疳气攻目、风热糜烂、云翳遮目，用蜜酒拌，蒸用更妙。

夏枯草

微苦，辛，凉。善解肝气，养肝血，能散结开郁，尤治瘰疬、鼠瘘、瘿瘤、乳痈，亦疗目疾。

海藻 附海带、昆布①

苦，咸，凉。善降气，清热化痰，消颈项瘿瘤、结核，偏坠疝瘕、邪魅热毒，亦能逐水利便。

海带、昆布，性用略同。

白蒺藜

苦，微凉。破癥瘕结聚，止遗溺泄精，疗肺痿肝痈、目赤障翳、喉痹、癣疥、通身湿热恶疮，亦能凉血养血。

草决明

微苦，凉，力薄。治肝热、风眼多泪、肝火目昏，亦治头风。

石决明

咸，凉。能明目，磨障，清肝肺风热。

谷精草

味淡，微凉。能清肝明目，消翳退障。

青葙子 即野鸡冠子

苦，寒。清肝火，治赤眼，消障翳及风热疮癞。

---

① 附海带、昆布：原无此五字，据目录补。

益母草

苦，凉，性滑利。善调妇人胎产，去死胎，滑生胎，活血凉血，调经水，下胎衣。惟血热、血滞者宜之，若气血虚寒滑陷不固皆非所宜，不得以益母之名疑其有补益也。

茺蔚子

甘，凉。能凉血补血，益阴明目。即益母草之子也。

萱草一名宜男，一名忘忧①

甘，凉。去湿热，疗酒湿黄疸，亦能明目。

鱼腥草

苦，凉。善解毒，尤疗肺痿肺痈。

豨莶草

苦，凉，有小毒。治中风口眼歪斜，除湿痹腰脚疼痛，尤疗破伤风危急，善逐风湿。虚者酌之。

钩藤

苦，甘，凉。清心火，平肝胆风热。小儿惊痫天钓②、大人头旋烦热，风静火熄，诸恙自除。

---

① 一名宜男，一名忘忧：原无此八字，据目录补。
② 天钓：证名。发作时头目仰视，惊悸壮热，两目反张，泪出不流，手足搐掣，不时悲哭，如鬼祟所附。

牛蒡子一名大力，一名鼠粘，一名恶实①

苦，辛，凉。善走而散，治风毒斑疹，散疮疡肿毒、喉痹。若痘疮有毒火宜散解者当急用之，虚寒勿宜。

蝉蜕

甘，凉。能清风热，疗痘疮壅滞起发②不快、小儿惊痫、壮热、天吊③口噤、惊啼、夜啼、风热痒痛、目赤障翳。

瞿麦

苦，凉，降，性滑。通小便，降阴火，除五淋、下焦湿热疼痛及湿热疝气。

萹蓄

苦，涩，凉。利小便，退黄疸，去下部湿热、小儿蛔虫，上攻心腹作痛。

车前子即芣苢④

甘，凉，入膀胱肝经。通尿管热淋涩痛、风热赤眼障翳，性滑亦能催生及湿热泻痢。

根叶捣汁服，治一切尿血、衄血、热痢，尤治癃闭⑤。

① 一名恶实：原无，据宁波藏本补。
② 起发：犹胀满。
③ 天吊：即天钓。
④ 即芣苢：原无此三字，据目录补。
⑤ 癃闭：证名。由于肾和膀胱气化失司导致的以排尿困难，全日总尿量明显减少，小便点滴而出，甚则闭塞不通为临床特征的一种病证。

泽泻

甘，淡，微凉，入膀胱。用其渗水去湿，通淋沥，利小便，泻伏火，引药下行。阴虚下元不固者勿用。

灯草

淡，凉。通水道，利癃闭，治五淋，降心火。用败席煎服更妙。

桑白皮

苦，甘，凉，入肺。泻肺火，止喘嗽，消痰解渴，轻缓而不峻。水发高原，以其清肺，故亦利水。又治小儿惊痫客忤①，敷鹅口疮，甚效。

桑寄生

苦，凉。去风热、湿痹、腰膝痛疼，凉血安胎、血热胎漏。

川贝母

苦，凉，性缓，入肺肝心。解肝脏郁热，散心中逆气，治肺痿肺痈咳吐脓血、胸膈热结、乳痈、痰核、喉痹，并可疗人面疮，亦消赤目障翳。研末酒吞，可下胎衣。

---

① 客忤：病症名。《千金要方》名少小客忤，又称中客忤、中客、中人。由于小儿神气未定，如骤见生人、突闻异声、突见异物，而引起惊吓啼哭，甚或面色变异，兼之风痰相搏，影响脾胃，以致受纳运化失调，引起吐泻、腹痛，反侧瘈疭，状似惊痫。

土贝母

大苦，性寒而降，入肺胃肝三焦。大治肺痿肺痈，最降痰气，尤解郁热，消肿止痛，明目清肝，疗喉痹、瘰疬、乳痈、发背一切疮疡肿毒、湿热恶疮。清降之功较川贝母倍倍。

旋覆花<small>一名金沸草</small>

苦，辛，凉降，入肺大肠。开结气，降痰涎，通水道，消肿满，凡湿热气壅者宜之。性在走散，大便不实及气虚阳虚皆大忌。

马兜铃

苦，寒，入肺。降肺火，清肺气，治肺热、咳嗽喘急不得卧，乃降气清火之品。

金银花<small>一名忍冬藤</small>

甘，凉，微香。善化毒，治一切痈疽肿毒、杨梅、风湿恶疮，未成可散，已成可溃，为疮家圣药。但性缓力柔，用须倍加。

毛慈菇<small>一名金灯笼①</small>

甘，辛，平，有小毒。治痈疡、疔肿、瘰疬、结核。欲攻毒破皮，可用醋磨涂；祛风痰痫疾，以清茶研末吞吐；亦疗蛇犬等毒。

---

① 一名金灯笼：原无此五字，据目录补。

蒲公英—名黄花地丁

苦，平，入脾胃肝胆。治妇人乳痈，同金银花煎汁，少加酒服之。亦能溃坚消肿，散瘰疬、结核最良。

地丁草—名紫花地丁

苦，寒，微辛。治痈疽发背、疔肿、瘰疬，解热毒、无名肿毒、痘疮热毒。

香薷

苦，辛，香凉。解暑热、霍乱、中脘绞痛，清肺热、胃热，除闷滞烦躁、风热转筋、胃热口臭、湿热水肿。脏寒勿宜。

青蒿

甘，苦，香凉。善解暑热，清肝肾三焦血分之火伏留骨节，故能治骨蒸劳热、热邪疟疾，亦能滋阴降火。

茵陈

苦，凉，入膀胱，用其利湿逐热、通小便。专治黄疸，佐以栀子，若黄而湿者多肿，宜加渗利；黄而燥者干涩，宜加凉润。至阴黄一证，以中虚寒湿所致者勿宜。或佐以温，湿热泻痢，亦宜用之。

青盐

咸，凉。能降火消痰，益肾明目，止牙疼。此盐不经火炼而成，味稍甘，与烧盐不同，略有滋益。

蓬砂

甘，咸，凉降。能消痰止嗽，解喉痹，生津液，除上焦湿热，退目肿障翳、口齿诸疮，亦疗骨鲠。煅过俗名西天冰。

全蝎

甘，辛，平，有毒，肝经药也。治诸风，开风痰，疗口眼㖞斜、半身不遂、语言謇涩、风疮隐疹、风痰惊搐，为治风要药。

僵蚕

辛，咸而温，轻浮而扬。散风痰，解喉痹，发痘疮，攻痘毒，消瘰疬、结核、小儿风痰急惊，重舌木舌①。研末可敷丹毒疔肿，拔根极效。

穿山甲

咸，寒，性窜。善通经络，直达病所。除山岚瘴气、疟疾风痹，下乳汁，消痈肿，排脓血。凡疮疡痘毒有郁不能出发者宜此达之，然必审虚实以为佐用。

牛黄

苦，辛，凉，有小毒，入心肺肝。能清心退火，化痰凉惊，通关开滞、小儿惊痫、大人癫狂、热痰壅闭。孕妇

---

① 重舌木舌：病名。《幼科铁镜》卷五："重舌者，舌下根复生如小舌也。木舌者，其舌肿硬填口也。皆由心脾热极。"

忌用。

琥珀

甘，淡，性平。能清心肺，之神魄，镇癫痫，杀鬼精邪魅，消瘀血痰涩。亦能利小便、明目磨障、生肌止血。

朱砂

甘，寒，有毒。通行五脏，无处不到，镇心逐痰，祛邪降火。亦疗癫痫及虫毒、鬼魅、疮疡、疥癣。体重性急，走降有余，虚中挟实者可用。

天竹黄

甘，辛，凉降。开风痰，降热痰，清心火，镇心气，疗癫痫，安惊悸、小儿风痰、客忤。

竹茹

甘，凉。治肺痿唾脓血、胃热呕哕、肺热喘咳、小儿风热惊痫。

竹沥

甘，凉。治暴中风痰、失音语涩、阻逆胸膈、癫痫等疾。

竹叶

甘，淡，微凉。清心热，消痰涩，清肺气，解热除烦，生津止渴，亦疗喉痹、风热惊痫。

石斛

微苦而凉。清肝胃之火，疗营中之热，凉肺下气，养阴除烦，力缓味轻，非可专任。

枳壳

苦，凉，微酸，炒熟性平，即枳实之大者，其性较缓于枳实。能破心腹滞气，除胸胁胀满，消食化滞，平肺逐痰、肠风、痔漏、肛门肿痛。以其性缓，亦能束胎安胎，然必实而挟滞者可用。

枳实

气味俱厚，沉急于枳壳。除胀满，消坚积，破滞逐瘀，化痰消食，解伤寒结胸，清胃中湿热。佐白术可健脾，佐大黄益推荡。生用熟炒，各酌其宜。

郁李仁

苦，辛，凉，性滑而降。下气利水，消头面四肢水气浮肿，开肠中结气、滞气闭塞，通大便，破血积。凡实热燥结者可用。

刘寄奴 血品类失列，附苦凉末

苦，温。破血活血，通妇人经脉，疗损伤瘀血。捣敷可治金疮血出不止。若汤火伤，为末掺之甚效。

卷　下

苦　温　类

半夏

大辛，苦，温，性燥，入肺、胃、胆。消痰去湿，和胃调脾，止咳嗽，除呕吐，散风闭喉痹，解转筋、霍乱、头眩、腹痛、痰厥、头痛。因其和胃，亦能安眠。阴虚内热忌用，姜制良。

半夏贝母俱治痰嗽，半夏辛温，贝母苦凉，半夏散寒，贝母清热润燥，温凉功用不同。

南星

苦，温，辛烈，有毒，入脾、肺。去风痰，利胸膈，攻坚积，治癫痫，疗破伤风。生磨可涂，散肿毒，入剂制用。

胆星

苦，辛，寒。降火痰如神，疗急惊最妙。惟实痰实火壅闭上焦、气喘烦躁者可用，虚寒大忌。

杏仁

苦，辛而降，降中有升，入肺、胃、大肠。润肺而散风寒，除咳嗽上气、喘急气逆上冲，消痰下气，疗喉痹，润大便，杀狗毒。佐半夏、生姜，散风寒咳嗽；佐麻黄、桂枝，发汗解肌。同门冬、乳酥，可润肺止嗽；同轻粉研调，敷广疮①最妙。

叭杏京杏②甘而鲜苦，甘有补，与苦不同。

款冬花

辛，甘而温，阳也。入肺，温肺气，疗咳嗽，治肺痿肺痈。

紫菀

苦，辛，平，入肺。苦能降，治咳嗽痰喘、肺实气壅；辛能散，疗风邪伤肺、咳吐脓血。《本草》言其治劳伤咯血，误也。

百合

微甘，气平。能补益气血，润肺止嗽，亦疗乳痈、喉痹，利大小便，消气逆浮肿。用治虚劳之嗽颇宜。

薤白

辛，温，苦，滑。除寒热，去水气，散结气，泄阳明气滞、胸痹刺疼，亦能下气散血。

萆薢

微甘，温。能温肾，去寒湿，治失溺白浊、茎中③作

---

① 广疮：即杨梅疮。
② 叭杏京杏：皆为巴旦杏的别名，此指巴旦杏仁。
③ 茎中：即尿道。

痛、四肢瘫痪、周身风湿恶疮。性缓，须倍用。

五加皮

辛，温。除风湿，行血脉，治骨节痛疼、四肢拘挛、两脚痿弱、囊湿阴痒，和酒服，颇有补益。

苍耳子

苦，温，微甘。治头风寒痛、风湿周痹、四肢拘挛、疮疥瘰疬，疗鼻渊，炒熟为末，白汤可点眼疾。忌猪马肉。

骨碎补—名猴姜

微苦，温，肝肾药也。补折伤，疗骨中邪毒痛疼或感风湿两足痿弱而痛，亦能活血，止牙疼。

天麻—名定风①

辛，平。治风眩、头旋眼黑、诸风湿痹、四肢拘挛，利腰膝，通血脉，杀鬼精虫毒、小儿风痫。性平力缓，用轻无验。

木贼

苦，温，性亚麻黄。能发汗解肌，除风湿疟疾，疗目疾，退障翳及风湿、肠风下血、脱肛。性散而升，若阴虚肝热患目者忌之。

---

① 一名定风：原无此四字，据目录补。

土茯苓—名仙遗粮①

甘，平。去风湿，利关节，治拘挛骨痛、周身风湿恶疮，尤解杨梅疮毒。

猪苓

苦，甘，平，降渗，入膀胱肾经。利小便，除湿通淋，消水肿，治妊娠子淋胎肿。

王不留行

苦，平，性滑，胃冲任血海药。通血脉，疗妇人难产，下乳汁，治游风风疹、风湿痛痹。乃行而不留之品。

皂角—名猪牙皂

辛，温，有小毒。善逐风痰，利九窍，通关节，治中风口噤、咽喉痹痛，行肺滞，通大肠，烧烟可熏脱肛肿痛，炒烟尽存性。研末钱许烧酒吞服，可治诸药不效之胸疼。但入丸散，不入汤剂。

皂刺

辛，温，皂枝之刺。能搜风杀虫，其刺锋锐，能直达患所，亦能攻毒破痈。

---

① 仙遗粮：土茯苓别名。《本草纲目·草部·土茯苓》释名："陶弘景注石部禹余粮云：南中平泽有一种藤，叶如菝，根作块有节，似菝而色赤，味如薯蓣，亦名禹余粮。言昔禹行山乏食，采此充粮而弃其余，故有此名。观陶氏此说，即今土茯苓也。故今尚有仙遗粮、冷饭团之名，亦其遗意。"

肥皂

辛，温，除风湿，去垢腻，可罨①疗无名肿毒。

蛇床子

苦，辛，温，三焦命门药。辛去风，温暖肾，疗阴湿疮癣，益阳事，暖子宫。男子阳痿、女人阴痛去皮壳炒熟用之。凡寒湿痒痛俱可熏洗或为末渗②敷。

谷芽

甘，温。得气之正，中和不偏，人赖以养生。用芽者，取发生之义，用其助土化食耳。

麦芽

甘，平。能消一切米面果食诸积，化食和中，亦善催生落胎，单服二两，能消乳胀，其耗散气血可知。

山楂

甘，平，微酸。善于消滞消积，去瘀血，行结滞，润大肠，发痘疹，用其行滞透疏而无辛香之耗。产后恶露不尽者，煎和沙糖服之，甚效。

神曲

苦，平，微甘。能助土健脾，消食化滞，除湿止泻。产后欲回乳者可炒研酒服，闪挫腰疼亦可酒服。

---

① 罨（yǎn 掩）：敷，治疗方法，分为冷罨法和热罨法两种。
② 渗：据文义，"渗"当为"掺"字之误，涂抹之义。

韭菜

生凉熟温，甘而微辛。安五脏，和脾胃，壮肾气，暖腰膝。生捣汁服可治胃脘瘀血、经逆上冲。若被狂犬蛇虫毒伤危急者，亦可捣汁服之。

韭子

辛，温，阴中阳也。治梦泄遗精，壮阳道，暖腰膝，止小便频数、妇人带下。

木瓜

酸，温，入脾肺肝肾。善和胃，尤专入肝，益筋养血，为脚气引经之必用、霍乱转筋之要药。以其味酸，亦能固脱止泻痢。

芜荑

辛，温。杀一切诸恶虫毒，疗心腹冷气、癥积痛疼。

鹤虱

苦，辛，平，有小毒。杀一切诸虫。

榧肉

甘，温，香涩。能消食理脾，杀寸白诸虫，多食滑肠。

使君子

甘，温，有小毒。善杀虫，治小儿疳积。凡杀虫药多苦辛，而此与榧子皆甘而杀虫，但使君杀蚘虫，榧杀寸白虫。

雷丸

苦，寒，有小毒。杀虫，除百邪恶气，清实热火痰，疗癫痫及一切血积气聚。

百部

苦，寒。清肺热咳嗽，杀一切诸虫。

苦　寒　类

黄连

大苦大寒，治一切火证。酒炒泻上火，便炒泻下火，姜炒止火呕，盐炒除伏火，茱萸炒止火痛，壁土炒止火泻。同枳实消火胀，同花粉解渴烦，同木香行火滞及腹痛热痢，同茱萸治肝火吞酸胁痛。凡病因火而致者皆治之，假热无犯①。

胡黄连

大苦大寒，同于黄连。尤善凉肝明目，治骨蒸劳热、小儿肝热惊痫。浸人乳可点眼。

芦荟

大苦大寒。除风热，清肺胃，凉肝明目、小儿风热急

---

① 犯：与"治"义同。

惊，杀诸虫。吹鼻可治脑疳①、鼻痔，敷牙可杀牙虫。

石膏

甘，辛，大寒，气味轻而质体重，能升能沉，熟缓生速。用其清肃寒散，善去肺、胃、三焦之火，而尤为阳明要药。辛能解肌发汗，驱瘟疫热邪；寒能生津止渴，除火盛躁烦。若阳明实热，阳狂或发黄发斑，火盛呕吐，火炽血上，皆所必用。假热误投，杀人旋踵②。

犀角

苦，辛，气寒，气味俱轻，升也，阳也，入阳明血分，性善走散。大解风热、阳毒热邪，治吐血、衄血、畜血③。若伤寒瘟疫，热邪蕴闭，发斑、发黄、发狂、谵④语及痘疮稠密、内热黑陷，均为要药。凡热毒闭表、烦躁昏闷而汗不解者，磨汁入药，服之如神。择用黑色尖，其尤胜。脉细虚弱、阴虚假热皆大忌。

葶苈

苦，大寒，气味俱厚，有毒。善逐水气，不减大黄。

---

① 脑疳：病证名。出《颅囟经》。指疳疾患儿头部生疮，兼见毛发焦枯如穗，甚至脱落光秃，鼻干，心烦，疲倦，困睡，目睛无神，腮肿囟凸，身热汗出不解等。

② 旋踵：掉转脚跟，形容时间短促。

③ 畜血：即蓄血，指瘀血内蓄的病证。

④ 谵（zhān 沾）：说胡话，特指病中说胡话。《本草纲目·序例上》："谵妄烦乱，啼笑骂詈。"

大黄泄血闭，葶苈泄气闭。若肺中水气膹①满胀急者非此不除。性急利甚，虚无犯之。

瓜蒌仁即栝蒌仁

苦，寒，气味俱厚，降而润。除实热痰涎，开郁结气闭，定胀喘，解消渴，荡逐肺邪热嗽。悍劣动呕，非实热气结者勿用。

黄芩

苦，寒。清上火，酒炒清下火，生用解伤寒瘟疫热邪，善退往来寒热，清肺消痰，治喉痹，疗肺痿肺痈。去肌表之热，除湿热之痢。胎因火动不安，佐砂仁白术；滞因火而痛，佐黄连厚朴。无火忌用。

黄柏

苦，寒，入肝、肾。降三焦之火，治肠风热痢下血。上可疗邪热口疮，下可除足膝湿热、疼痛痿躄，乃苦燥清火之品。

玄明粉

甘，辛，寒，沉也。降心火，祛胃热，消痰涎，疗伤寒实热躁狂、胸膈邪热滞逆、大便秘结。

---

① 膹（fèn 氛）：气上逆积聚。《素问·至真要大论》："诸气膹郁，皆属于肺。"王冰注："膹，谓膹满。"《内经知要》膹郁："膹者，喘急上逆；郁者，否塞不通。"

滑石

甘，寒，沉滑，入膀胱大肠。清三焦表里之火，利六腑郁热之结。分水道，通九窍，治热泻热痢、淋闭白浊、水肿黄疸、诸湿烂疮，亦能通乳堕胎。

羚羊角

咸，寒，入肝胆。清肝定风，行血行气，疗伤寒邪热、小儿痰火惊痫、妇人子痫强痉、一切毒邪中恶，亦能安魂魄。羊本火畜，而此属木。

龙胆草

大苦大寒，肝胆之药。大泻肝火，引以佐使，诸火皆泻。治疳热、惊痫、黄疸、喉痹、肝肾膀胱伏火、小便淋闭及下焦湿热疮疡。专泻肝肾有余之火，否则不宜。

栀子

苦，寒，味重。上解心肺之火，止渴除烦，清耳目风热肿痛；下泻肝肾膀胱之火，通淋，利秘。治五种黄疸、三焦郁火、血淋、血痢、血热吐衄。同茵陈疗湿热黄疸，同豆豉除心火烦躁。佐枳朴消烦满，佐姜陈平呕哕。玄胡同用，破瘀血热滞之腹疼；木通兼须①，通膀胱热闭为尤速。性下行而屈曲，善降火纵②小便出。炒黑力微，徒有

---

① 兼须：即同用。
② 纵：释放。

其名。

天花粉

苦，寒。最凉心肺，善解热渴。降膈上热痰，消乳痈肿毒。亦能排脓生肌，并治跌扑瘀血，去黄疸，解酒毒，消肝火。

连翘

苦，微辛，微寒，气味轻清而浮，入胆胃心三焦。泻心包客热、肝胃热邪。以其轻清，故善达表，散一切热结、痈疡、瘰疬、鼠瘘、斑疹，消肿排脓，止痛，为疮家要药。又能走经络散瘀通滞。

山豆根

大苦大寒。解一切诸毒，消痈肿，利咽喉及诸热毒热疮，亦杀寸白诸虫。

射干

苦，寒，有毒。治喉痹、咽疼、咳逆、气结喘息，除胸腹邪热胀满，消积痰、结核、疟癖，破瘀通经。酒磨可涂，消肿毒。

木通

苦，寒，沉降。泻小肠火郁，利膀胱热淋。解黄疸，清火热、妇人血热经闭、热毒恶疮。

海金沙

甘，寒，小肠膀胱血分药。善通水道，解郁热湿热、小便癃闭、热淋膏浊、血淋石淋，茎中作痛。

地骨皮

苦，寒，入血分。退阴虚、血热骨蒸，清肺肾心包伏火。凡不因风寒而热在骨髓、阴分者最宜。此有两种，南者微甘而辛，北者大苦性劣，即枸杞根也。

秦艽

苦，寒，胃大肠清火药也。治风热湿痹、风湿拘挛、手足不遂、肠风夹热下血。以能清火，故亦治骨蒸潮热、小儿疳热羸瘦。

防己

苦，寒而降。去湿热，疗脚气，尤逐膀胱肝肾湿热，利大小便，通九窍热闭。

苦参

苦，寒，入肾。清积热，利黄疸，除伏热邪狂，疗恶疮癣疥、毒风邪热、脱眉，亦可治肠风挟热下血。

白鲜皮

苦，寒，性燥，脾胃肺大肠药。解五种黄疸，通九窍关节、风毒风疮、杨梅疮毒，为诸黄、风痹要药。

漏芦

咸，寒，有小毒。治热毒、恶疮、瘰疬、乳痈、痔漏，亦能通经下乳。

白蔹

苦，微寒。治妇人阴中肿痛、赤白带下，疗面上疮疱。凡刀箭伤、汤火毒及诸疮不敛，俱可为末敷之，能生肌止痛。

白及

苦，涩，微凉，性敛，入肺。止血，疗肺痿肺痈、痈疽恶疮。若刀箭汤火损伤，为末可敷，生肌止痛。

地榆

苦，涩，性寒。治吐血、衄血、肠风下血、经水不止，凡血热宜凉而涩者可用，寒者勿宜，或佐以温。

侧柏叶

苦，辛，寒。可清血凉血，止吐血衄血、痢血尿血，去湿热湿痹、骨节疼痛。可捣敷火丹①、痄腮及汤火伤；烧汁可涂发，乌。

海石

咸，寒而降。清热痰，解热渴，治肺热喘急咳嗽，亦能消积块坚癥、水湿疝气。

青礞石

甘，咸，下降，肝脾药也。能攻顽痰，消癥积，治癫

---

① 火丹：即丹毒。

痫。实痰坚积可用，虚者勿宜。

常山

大苦而寒，有毒。攻温疟、痰疟。凡胸腹多滞、邪实气壮患疟者，此能劫截。性悍，善逐痰饮，动吐泻，若佐甘草，益防其吐。

苦丁香 即甜瓜蒂

苦，寒，有毒。善能涌吐，上可吐顽痰积饮，疗癫痫喉痹；下可逐水湿痰饮，治浮肿水臌。其性急峻，不从上出，即从下去。同细辛、麝香为末可敷鼻瘜。

槐蕊

苦，寒。清心肺脾大肠之火，疗赤眼肿痛热泪，止吐血衄血、肠风下血、痈疽恶疮，尤解杨梅疮毒、下疳伏毒。

蓝叶

苦，寒。治天行瘟疫热毒、风热斑疹、吐血鼻衄。凡热而兼毒者俱可捣汁服之。

蓝靛

蓝靛乃蓝与石灰所成，与叶稍异而味咸，能止血杀虫，敷热毒热疮之功胜于蓝叶。

青黛

微咸而寒，性同靛。能解热毒热疮，亦可掺调敷用。

蜀葵子

甘，寒。利小水，通淋闭，消水肿，催生落胎，下乳汁，亦疗一切疮疥。

黄葵花

与蜀葵大同。可敷恶疮脓水久不瘥者，用花为末，敷之甚效，为疮家要药。

苦楝根

大苦大寒。善杀诸虫，尤能逐蛔，利大肠，治游风热毒，可涂癣疥。叶杀虫蛔，同于其根，力稍缓耳。欲避其寒，酒煎为服。

秦皮

苦，寒，涩。治湿热泻痢、湿热带浊，亦能清肝明目。

白头翁

苦，凉，入胃大肠。治热毒血痢、温疟寒热。

辛 热 类

附子

辛，麻，微甘，腌咸大热，阳中之阳，善走不守。治表里一切寒证。暖五脏，回阳气，除霍乱、呕哕反胃、心腹胀疼、肢体拘挛、寒邪湿气、风湿麻痹、泻痢等证。凡脉细无神、气虚无热者皆当速用。

白附子

辛，温，有小毒。善升，能引药上行。辟头风、诸风冷气、风痰眩晕、小儿惊风痰搐，入剂炮用。

肉桂

辛，甘，味重大热。补命火，温通血脉、肺寒咳嗽、霍乱转筋、脐腹疼痛、痘疮虚寒、作痒不起、一切沉寒痼冷，尤为引火归元之要药。孕妇酌用。

桂附甘而带辛，故能补命门之火，其余辛热苦热，止能祛寒不能益火，误用散阳耗阴。

官桂

辛而大热，阳中之阳，取其带甘者佳。善能助阳，尤入血分，四肢有寒疾者非此不达。

干姜

辛，热。生能散寒发汗，熟能温胃暖脾。通神明，去秽恶，除霍乱转筋、风湿冷痹，为呕家圣药，故曰：姜草达胃，桂附回阳。多汗者忌之，以其辛能散也。炒炭为用，止取其温涩而已。

良姜

辛，热，纯阳而浮，入脾胃。治胃寒呕吐，清水解酒毒，健脾胃，宽噎膈反胃，疗转筋霍乱。

红豆蔻

功用略同良姜，即良姜子也。

荜茇

辛而大热，阳而上浮，入胃大肠肝肾。善温中暖胃，辟阴寒，疗霍乱，除心腹痛疼、吞酸呕逆、因寒泻痢，研末搐鼻可解偏风头痛，擦牙可杀牙虫、止牙痛。

胡椒

大辛大热，纯阳，善走气分。暖肠胃，辟臭恶，除寒湿、寒痰、寒饮、霍乱反胃、心腹胀疼、寒泻冷痢，一切阴寒等证。

川椒

辛，热，纯阳，有小毒，性下行，阳中阴。散肌表寒邪，除脏腑冷痛、胸腹留饮、停痰宿食，温脾胃，止呕吐，逐寒湿，除牙疼，暖腰膝，缩小便，止泻痢，杀蛔虫。中其毒者冷水解之。闭口者炒，出汗以去毒。

椒目

苦，温。暖脾，治水肿，利小便，统疗十二种水气。

椒叶

辛，热。杀虫，可洗风湿、疮疡、脚气，亦疗膝疮。

吴茱萸

大苦而热，气味俱厚，善降，有小毒。能助阳健脾，除寒湿泻痢、呕逆吞酸霍乱腹疼、小腹寒痛、中恶绞痛、鬼魅邪疰，杀蛔虫，厚肠胃。性善降，若气虚下陷者须佐举补药用之。

补骨脂一名破故纸

苦，辛，大温，性燥而降。固下元，暖水脏，疗虚寒、精滑带浊、脾肾寒湿泻痢，又能纳气定喘。乃辛燥而降，若气虚气短者忌用。

肉果一名肉豆蔻

苦，辛，温涩。治脾胃虚寒、滑泄泻痢。其气辛香，又能行滞止痛，开胃进食，面裹煨熟，去油为用。

毒 攻 类

大黄

大寒而苦，荡逐而利，直走不守，有毒。能推陈致新，攻郁滞、积聚坚癥，治伤寒瘟疫、热邪狂躁、发斑谵语。凡热邪闭结而留者，非此不除。熟缓生速，峻烈威风，故名将军，非实火实结者不可轻用。佐人参名黄龙汤，佐当归名玉烛散，佐甘桔缓其行，佐硝朴益其锐。热药内佐之，又可逐寒积寒滞。用有无穷之妙也。锦纹者良。

芒硝一名朴硝

苦，寒，咸，降，有毒，性极峻速。逐沉积，破癥瘀，利二便。凡伤寒瘟疫，实热实邪胀闭，佐大黄用之尤善，逐死胎，堕生胎，误用损人。

甘遂

苦，寒，有毒。专于行水，能直达水结之所，如水结胸者非此不除。疗停痰留饮、积聚水肿鼓胀及湿热、实邪闭结。性烈伤人，不可妄用。

大戟

苦，大寒，有毒，性甚峻利。善逐水邪，疗水湿鼓胀，破坚瘕，下恶血，攻积聚，通二便。大泻肺气，损元气，非有大实坚者勿妄用。

芫花

苦，微温，有毒。专逐水祛水饮，攻痰癖，逐恶血，疗胸腹肢体胀满。亦可毒鱼，汁浸线可系①落痔。多毒，不可轻服。

黑丑 一名牵牛

苦，辛热，有毒。其性雄烈急疾，善下气逐水，通泻大小便，消气实、气滞、水肿、气秘、气结、鼓胀，攻瘕积，堕胎尤速。大泄元气，虚弱无犯。

巴豆

辛，热，大毒。开关通窍，破积攻瘕，驱脏腑停寒，逐肚腹壅滞，去瘀下胎，并疗恶疮疔毒。敷用腐肉消肿。性刚气烈，发泻甚速，斩关夺门，无处不到。

---

① 系：(jì记) 拴缚。

千金子一名续随子

辛，温，有毒。逐瘀血，破癥瘕，除心腹胀满、妇人血结血闭，利大小肠，亦可研涂癣疥、恶疮。长于去瘀、逐水、杀虫，亦甘遂、大戟流也。

蓖麻子

辛，热，有小毒。能逐风散毒，疗口眼喝斜。针刺入肉，消肿止痛，追毒排脓，俱可研贴。舌肿喉痹，研烂，纸卷烧烟，熏吸立通。下胎催生，同巴豆、麝香研贴脐中；子肠①不收，研贴百会、丹田；胎衣不下，研贴涌泉。若服蓖麻者，一生不可食豆，犯之胀死。

大枫子

辛，热，有毒。治风癣疥疮，攻毒杀虫，亦疗杨梅诸疮。不入汤剂。

凤仙花即透骨草花也

苦，温，有小毒。治难产，落胎元②，消积块，开噎膈，下骨鲠，亦善透骨通窍。子名急性子，亦能下胎破积。研末，入砒少许，可点取齿牙。

玉簪花

辛，甘，寒，有小毒。用根叶捣汁服，解一切诸毒、

---

① 子肠：即子宫。
② 胎元：指胎盘。

骨鲠。可涂痈疡，妇人乳痈初起，取根擂汁和酒服，渣敷肿处即消，亦可落牙取齿。

土木鳖

苦，辛，甘，大寒大毒，气雄烈。醋磨可敷乳痈、痔漏，漱喉可疗喉痹肿毒，引痰出，吐以解，切不可咽下。研末同朱砂、艾叶卷筒，熏疥最良；麻油熬煎，擦癣亦佳。

番木鳖

极苦，大寒大毒。毒狗亦毒人，与土木鳖大同，而寒烈尤甚。

斑蝥

辛，热，有大毒。破血瘀疝瘕，攻鼠瘘瘰疬，堕胎元，解疔毒、狂犬毒。研末敷疮，腐死肌败肉。去翅足，糯米炒熟用。

固 涩 类

诃子

苦，涩，温，降。治久嗽定喘，治久痢、肠风便血、肛门急痛。开滞涩肠、崩中、胎漏，亦能消宿食膨胀。性降，元气虚陷酌之。

乌梅

酸，涩，性温。除烦热，止消渴。涩肠，止冷热泻痢、便血尿血、带浊遗精，伏蛔虫。烧存性，敷恶疮腐肉、弩肉①。和紫苏煎服，大能发汗，可解伤寒瘴疟。

粟壳一名御米壳

微甘，平，涩。甚固大肠，治久泻久痢、脱肛遗精，亦能劫止虚嗽。须佐甘补为治，泡去筋膜，醋拌炒入药。有邪忌用。

龙骨

甘，平，收，涩，入肝、肾。止遗精梦泄、带浊崩淋，亦能安神定惊，止泻固肠，疗肠痈脏毒，缩小便，敛疮脓，长肌肉。涩可止脱，即此类也，酒煎焙干为用。

牡蛎

咸，涩，气凉。用其涩能固敛，咸能软坚。专入肝随药走诸经，消瘀化痰，去湿止惊，解喉痹，疗温疟，涩便肠，止精带。同熟地，固精气；同麻黄根，敛阴汗；同杜仲，止盗汗；同白术，燥脾利湿；同大黄，消痈毒；同柴胡，治胁下硬块；同花粉，消上焦瘰疬瘿瘤。

文蛤即五棓子②，乃虫房也

酸，涩而凉。能降肺火，化痰涎，疗喉痹肿毒、带浊

---

① 弩肉：恶肉。《神农本草经·乌梅》："去青黑痔，蚀恶肉。"
② 五棓子：即五倍子。

遗精、肠风脏毒。煎汤可洗烂弦[①]赤目，为末可敷损伤。

百药煎

文蛤[②]酿成，与文蛤颇同，但气轻而味稍甘。能消痰解渴，止嗽，收敛耗散下焦滑泄诸病。

赤石脂

甘，涩，温。用其收湿固涩，涩能治遗精带浊、泄泻脱肛；燥可收湿调中，厚肠理胃。敷疮能排脓长肉，止血生肌。

禹余粮

甘，涩，大温，入胃、大肠。治泻痢脱肛、崩中漏下。亦用其温固收涩而已，与石脂类同。

白矾

涩，凉，有小毒。其用有四：一可涌泄吐，下痰涎，治癫痫等病；一可固脱，治淋带、肠风下血、腋下狐臭等疾；一可燥湿，治泻痢，去浮肿，洗烂弦风眼等疾；一可以毒解毒，治痈疽疔肿、鼻瘜喉痹、瘰疬疮疥，去腐生新，蛇犬等毒。

---

① 烂弦：即烂弦风，病名。因脾胃壅热，久受风湿，更加吃诸毒物，日积月累，致成风烂。胞睑之内，变成风疮，动则发痒，不时因手拂拭，甚则连眼眶皆烂。

② 文蛤：此处文蛤非海蛤，即上文所说的五倍子。《本草纲目·五倍子》释名："其形似海中文蛤，故亦百药煎，隐名也。"

桑螵蛸螳螂房也

甘，咸，性平。能益气益精，助阳生子，男子梦遗阳痿，女子血闭腰疼，亦能缩小便。

杂 列 类

冰片一名龙脑①

大辛，香凉，气雄力锐。善散气散血，散火散滞，辟邪通窍。疗喉痹、鼻瘜、齿痛、伤寒舌出、风痰邪热、急惊、痘疔黑陷。凡气壅不能开达者，咸宜佐用之。通耳窍，散目热，去障翳、一切恶疮聚毒。酒服亦能杀人。

樟脑

辛，苦，热。善通关窍，破滞气，辟恶气，杀虫除蛊，治癣疥。小猫多蚤，可拌面研，擦之尽落。

阿魏

苦，辛，热，有毒。辛臭能辟臭逐秽、鬼气恶气，杀牙虫，尤消癥积癖块，或丸或散可服。

松香

苦，辛，温。可疗历节风痛、头疡白秃、风湿疥癣、痈疽恶疮。煎膏能活血生肌，排脓止痛。

① 一名龙脑：原无此四字，据目录补。

苏合油

辛，甘而香。辟邪恶诸气、鬼魅虫毒，疗癫痫，止气逆痛疼，除梦魇。

孩儿茶

苦，涩，凉。能降火生津液，消痰止嗽，疗口疮喉痹、小儿疳热、口疳湿烂诸疮，敛肌长肉，止痛杀虫。

金箔

辛，寒，生者有毒，气沉质重，降也。镇心神，降痰火，疗神魂飞荡、狂邪躁扰、惊风癫痫、痰滞心窍。凡邪火在上，宜降清者可用。

水银

辛，寒，有大毒。同黑铅结砂，则镇坠痰涎；同硫磺结砂，则疗劫危疾、堕胎杀虫，尤善走经络，透骨髓，逐杨梅疯毒。内证不宜，轻用头疮，防流入经络，缓筋骨，无药可治。

轻粉

辛，温，燥，有大毒，升也。水银加盐、矾升炼而成，燥烈流走，能直达骨髓，消痰涎积聚、水肿鼓胀、瘰疬恶疮，去腐肉，生新肉，虫疮痒痛，又能使毒涎从齿缝而出。

铜绿—名铜青①

酸，涩，收敛。善治风眼烂弦、流泪恶疮、口鼻疳疮。若走马牙疳，同轻粉、杏仁等分为末，擦之可愈。此铜之精华。

银朱

辛，温，有毒。破积滞，劫痰涎，疗疮癣，杀虫毒蚤虱，烧烟熏，煤②同枣肉拌擦。

灵砂

甘，温。可治百病，调和五脏。凡上盛下虚、痰涎壅盛，或吐逆，或惊痫，均可研末，糯米糊丸，枣汤吞下，为镇坠仙丹。或阴阳水尤妙。制法：用硫黄二两熔化，入水银半斤急搅，如有焰起，醋喷解之，待汞不见星，取出细研，或入水火鼎，盐泥封固，升炼如铁纹③，成矣。

硫磺

苦，热，有毒。能壮阳道，补命门阳气，除心腹冷积寒气、顽痹、腰肾脚膝冷痛、久痢滑泄、老人风秘便结、小儿虚寒慢惊。热烈有毒，不可概用。

① 一名铜青：原无此四字，据目录补。
② 煤：此指银朱烧后的烟灰。
③ 铁纹：《本草纲目》作"束针纹"，据文义，此"铁"字疑为"束针"之讹误。

硇砂

苦，咸，大辛大热，有毒。善消恶肉腐肉，去目翳弩肉、痣黡①疣赘，亦能杀虫。性热有毒，能化五金八石，但可外治，不可服也。

石灰

辛，温，有毒。能止水泻，收白带、白淫，倍茯苓为丸服之。外敷可散血定痛，消结核瘿瘤，腐死肉，疗白癜黣斑，止金疮出血，生肌长肉，亦解酒毒，能解酒酸。

雄黄

苦，辛，甘温，有毒。消痰涎，治癫痫，疗山岚瘴疟，杀鬼精㾲毒、中恶腹痛、疳虫匿疮，去鼻中瘜肉、疮疽腐肉，辟蛇虺百虫。烧烟逐毒蛇尤速。

自然铜

辛，凉。疗折伤，散瘀血，续筋骨，排脓止痛，亦能镇心安惊。其性燥烈，虽能接骨，不可多服。

黄丹 俗名红丹

辛，凉，涩，收。大能燥湿，治金疮、火疮、湿烂诸疮，生肌长肉，去目翳，辟狐臭。其性重，亦能镇惊坠痰，疗癫痫客忤，解热毒虫毒。

---

① 黡（yǎn 眼）：黑色的痣。

炉甘石

性温，甘，涩。去目中翳障赤肿，消疮毒，生肌敛口，一切湿烂诸疮。同冰片点治目中诸痛，片子色莹白、火煅松腻者佳。须煅红，童便焠七次，研粉水飞。若煅而坚硬不松腻者不堪用。

水粉即官粉

辛，寒，有毒。杀虫堕胎，疗痛疽疮毒、湿烂诸疮、下疳、瘘溃不收，治狐臭，黑须发，外疡宜用。

密陀僧

咸，平，有小毒。能镇心消痰，治癫痫，杀虫消积，治诸疮肿毒，涂汗斑面黚，辟狐臭，除脚气。

象牙

甘，凉。能清心肾之火，可疗惊悸风狂，骨蒸邪热、痈毒诸疮俱宜，生屑入药煎服。骨物鲠喉，磨水饮之。竹木入肉，刮屑调敷即出。

真珠①

甘，咸。能镇心明目，磨障翳，安魂魄，治小儿惊热。为末可敷痘疔痘毒。

蟾蜍俗名癞蛤蟆

苦，辛，入胃。消癖气积聚，破癥坚肿胀，治五疳八

---

① 真珠：即珍珠。

痢、痈肿恶疮，疗破伤风，同花椒剁烂入酒煎熟饮之。烧灰可敷有虫诸恶顽疮，极效。

蟾酥

辛，麻而热，有毒。治发背痈疽疔肿、一切恶毒。

蚯蚓 一名地龙①

咸，寒，有毒。解热毒，通二便，疗癫狂，除喉痹，清风热赤眼。去泥，盐化水，服之，痘家用其解热毒。尤治天行瘟疫大热、小儿风热癫狂，亦可涂丹毒漆疮。

六一泥

蚯蚓粪也。可涂火疮、痄腮、热毒。韭地者佳。

蜈蚣 赤足者良

辛，温，有毒。杀诸虫，攻瘰疬、便毒、小儿惊风脐风、丹毒秃疮。性毒不宜轻用。若入药须去头足，火炙熟用。

水蛭 俗名蚂蟥

苦，咸，寒，有毒。逐恶血瘀血，破血癥积聚，咂②赤白游疹、痈疽肿毒。啮人，腹中有血者佳。晒干，挫末，微火炒黄，熟可用，否则入腹即活。

① 一名地龙：原无此四字，据目录补。
② 咂（zā 匝）：吮吸。

蜒蚰

咸，寒，有小毒。治热疮、痈毒肿痛。入冰片，研涂痔漏、脱肛、热痛最良，亦解蜈蚣毒。

蜗牛

咸，寒，有小毒。能清火解热，研汁饮消喉痹，治肿毒、小儿风热急惊。同麝香研罨脐中，大利小便，亦可敷脱肛、肿痛。负壳而行者名蜗牛，无壳者名蜒蚰。

蜂房

甘，咸，有毒。消肿毒，解蜂毒。同乱发、蛇蜕烧灰酒服，可疗恶疽、附骨疽及疔肿诸毒。水煎可洗狐水疮、乳痈或热病后毒气冲目。炙研，和猪油，可涂瘰疬成瘘。此露蜂房也，俗呼长脚蜂，其房多结树枝。

海螵蛸

咸，温，肝肾药。可疗血病，如血闭、血淋、吐血、下血，脐腹疼痛、下痢脓血，俱可研末饮服。尤治目中热泪，磨翳去障，及疳疮、痘疮臭烂、脓湿下疳等疮，俱可研末调涂。烧灰酒服，治妇人阴户嫁痛。同鸡子黄，可涂重舌鹅舌；同蒲黄，敷舌肿出血；同槐米，吹鼻止衄血；同麝香，吹耳治聤耳、耳聋。

乌贼鱼可治妇人血枯经闭，亦能补益精气。

青鱼胆

苦，寒，入肝胆。消目赤肿痛，可吐喉痹痰涎。

鸡血

咸，平。可疗痿痹及中恶腹痛，解丹毒、虫毒、盐卤毒，俱可热血服之，马咬伤热血浸之。

鸡冠血

治白癜风，涂面颊可治口眼㖞斜，卒①灌治缢死欲绝，和酒服发痘最佳，涂解蜈蚣蜘蛛②等毒。虫入耳，可灌滴。

鸭血

咸，凉。善解诸毒，凡中砒霜盐卤毒者急宜服之。若溺水死者，灌之可活。

白花蛇

甘，温，有毒。诸蛇之性皆窜，而此尤速。善祛风透骨，走脏腑，彻肌肉，无处不到。治中风湿痹、骨节疼痛、手足拘挛、大麻癞风、杨梅疯毒、恶疮瘰疬，俱为要药。诸蛇鼻俱向下，惟此向上，黑质白花、胁有二十四个方胜纹、口有四长牙、尾上有一佛指甲者是。去头尾各三寸，以防其毒。春秋酒浸三宿、夏一宿、冬五宿，炙去皮骨，取肉焙干，封藏久不坏。

麝香

苦，辛，温。开诸窍，通经络，透肌骨，散诸恶浊

---

① 卒：快速。
② 蜘蛛：原作"蛛蜘"，乙正。

气，除心腹暴痛、妇人难产、小儿惊痫，去目翳，堕胎元，一切恶疮肿毒。凡气滞为病者咸宜。欲辨真假，置些须于火上，有油滚出而成焦黑炭者是，无油滚出而化白灰者，木类也，非。

人中白

咸，凉。能清痰降火，消瘀止血，治肺痿肺痈。煅研末大治湿烂下疳恶疮，亦能生肌长肉。

人牙

性温，刚烈勇猛。能发表攻毒，痘家用其攻发起痘。然猛列①伤元，表虚者反增溃烂。

蜂蜜

甘，凉。能益脾生津、润燥，亦能解毒。痘家用其助结痂，亦易落痂。

九香虫

咸，温。治膈脘滞气、脾肾亏损，壮元阳。此虫惊蛰后飞走。

蛤蚧

雄名蛤，雌名蚧。《纲目》言其能补肺气，益精血，止嗽定喘，疗肺痿，助阳道。

---

① 列：据文义，当为"烈"字之误。

生铁落

性沉，寒，镇坠药也。能平肝制木，降火清心。《内经》用治癫狂失志。然惟邪实有火者宜之。

药名索引

总 书 目

I

伤寒论直解　　　　　　　　脉义简摩

伤寒论类方　　　　　　　　脉诀汇辨

伤寒论特解　　　　　　　　脉学辑要

伤寒论集注（徐赤）　　　　脉经直指

伤寒论集注（熊寿诚）　　　脉理正义

伤寒微旨论　　　　　　　　脉理存真

伤寒溯源集　　　　　　　　脉理宗经

伤寒启蒙集稿　　　　　　　脉镜须知

伤寒尚论辨似　　　　　　　察病指南

伤寒兼证析义　　　　　　　四诊脉鉴大全

张卿子伤寒论　　　　　　　删注脉诀规正

金匮要略正义　　　　　　　图注脉诀辨真

金匮要略直解　　　　　　　脉诀刊误集解

高注金匮要略　　　　　　　重订诊家直诀

伤寒论大方图解　　　　　　人元脉影归指图说

伤寒论辨证广注　　　　　　脉诀指掌病式图说

伤寒活人指掌图　　　　　　脉学注释汇参证治

张仲景金匮要略　　　　　　紫虚崔真人脉诀秘旨

伤寒六书纂要辨疑

伤寒六经辨证治法　　　　## 针灸推拿

伤寒类书活人总括　　　　　针灸全生

订正仲景伤寒论释义　　　　针灸逢源

伤寒活人指掌补注辨疑　　　备急灸法

诊　法　　　　　　　　　神灸经纶

脉微　　　　　　　　　　　推拿广意

玉函经　　　　　　　　　　传悟灵济录

外诊法　　　　　　　　　　小儿推拿秘诀

舌鉴辨正　　　　　　　　　太乙神针心法

医学辑要　　　　　　　　　针灸素难要旨

杨敬斋针灸全书

II

本　草

鼎刻京板太医院校正分类青囊药性赋